CALCULANDO

DOSIS, GOTAS Y OTROS CALCULOS MATEMATICOS PARA ENFERMERIA

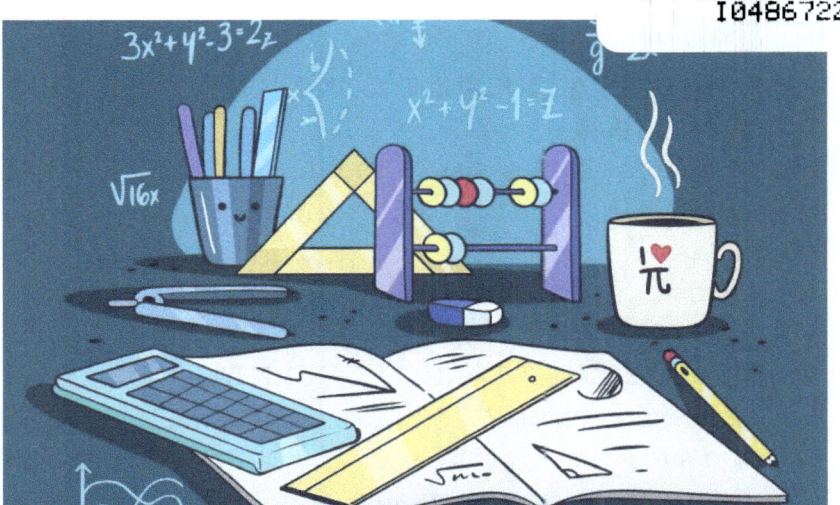

LIC. RAMON ORLANDO MENDEZ

2022

Serie Lámpara No. 2

CONTENIDO

DEDICACIÓN

A todas las enfermeras y enfermeros que día a día preparan medicamentos y calculan dosis.

"La observación indica cómo está el paciente; la reflexión indica qué hay que hacer; la destreza práctica indica cómo hay que hacerlo. La formación y la experiencia son necesarias para saber cómo observar y qué observar; cómo pensar y qué pensar."

Florence Nightingale

INTRODUCCION

La matemática en el campo de la enfermería es de mucha importancia ya que mediante ella podemos obtener datos que son necesarios para valorar y tratar a la persona que necesita de nuestra ayuda. Cabe decir que la mayoría de estos datos son obtenidos mediante la realización de cálculos matemáticos.

Las enfermeras utilizan las matemáticas para realizar cálculos en todas las áreas de sus tareas. Desde las enfermeras pediátricas hasta las geriátricas usan las matemáticas para leer información, administrar medicamentos e interpretar gráficos.

Todos los días las matemáticas son utilizadas por el personal de enfermería que tienen que determinar la dosis correcta de un medicamento para un paciente. Si se produce un error de medicación, podría significar un desastre, tanto para el paciente como para los enfermeros. A continuación detallaremos paso a paso con ejemplos la solución de problemas que a diario se usan en el ámbito de la enfermería.

La Organización Mundial de la Salud (OMS) informa de que los errores en las dosis recetas de medicación son muy altos.

Ampliar, desarrollar y actualizar los conocimientos matemáticos de las y los enfermeros son fundamentales para disminuir los fallos que se producen al calcular la medicina que necesita cada paciente.

CAPÍTULO 1
REGLAS PARA LA ADMINISTRACION DE MEDICAMENTOS

"Qué crueles errores cometen a veces los hombres y mujeres benevolentes en asuntos de los que no saben nada y creen saber mucho."
–Florence Nightingale

¿Cuáles son los cincos correctos?

El nivel de responsabilidad consiste en practicar los 5 correctos (paciente; medicamento; hora; dosis y vía. Los 4 YO (preparo, administro, registro y respondo).

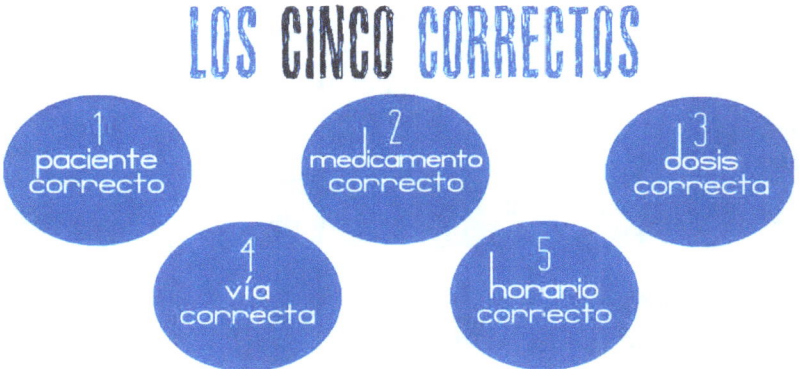

REGLAS PARA LA ADMINISTRACIÓN SEGURA DE MEDICAMENTOS

- Administrar el medicamento correcto
- Administrar el medicamento al paciente indicado.
- Administrar la dosis correcta
- Administrar el medicamento por la vía correcta
- Administrar el medicamento al la hora correcta.

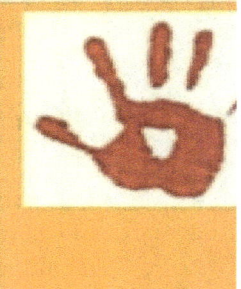

¿Qué significa la regla de los 4 yo?

Esta regla consiste en verificar que sea correcta la administración de medicamentos al paciente, de forma que el personal de salud sea responsable de alguna reacción que haya en el organismo del paciente y responda por lo realizado.

REGLAS DEL YO

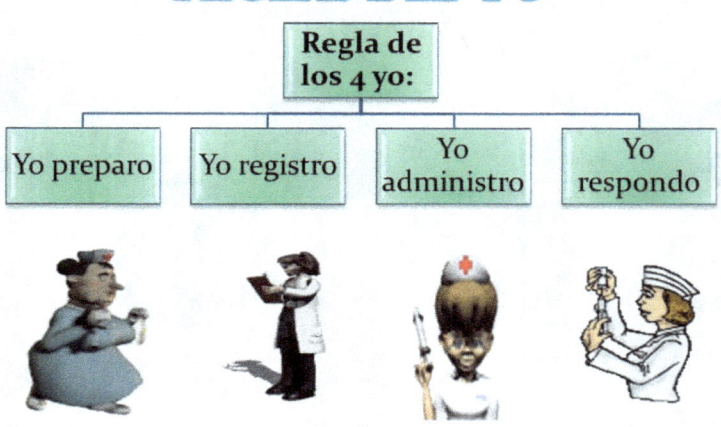

ADEMAS DE LOS CINCO CORRECTOS

- **Registrar todos los medicamentos recibidos.**
- **Informar y educar al paciente sobre los medicamentos que está recibiendo.**
- **Comprobar y verificar que el paciente no toma ningún medicamento ajeno al prescrito.**
- **Investigar si el paciente padece alergias y descartar interacciones farmacológicas.**
- **Antes de preparar y administrar un medicamento realizar lavado de manos.**

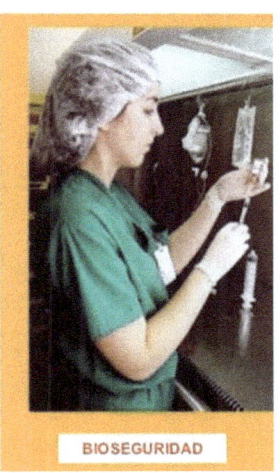

BIOSEGURIDAD

¿Cuáles son los 10 correctos de enfermería?

Los 10 correctos en la administración de medicamentos son estándares, reglas y protocolos de las instituciones de salud, estas actividades las realiza el profesional de enfermería y consiste en una serie de pasos entre las cuales se destacan: paciente, medicamento, dosis, vía de administración, hora correcta, fecha

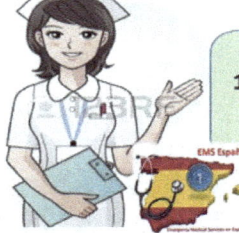

10 CORRECTOS PARA LA ADMINISTRACIÓN DE MEDICAMENTOS

EMS España / Emergency Medical Services en España

1. MEDICAMENTO CORRECTO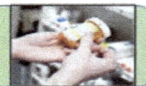

2. PACIENTE CORRECTO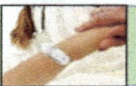

3. DOSIS CORRECTA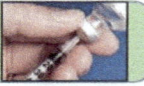

4. VIA CORRECTA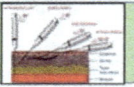

5. HORA CORRECTA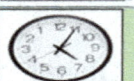

6. VERIFICAR FECHA DE CADUCIDAD DEL MEDICAMENTO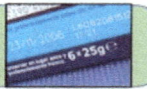

7. PREPARE Y ADMINISTRE USTED MISMO EL MEDICAMENTO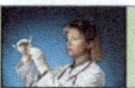

8. REGISTRE USTED MISMO EL MEDICAMENTO Y LA HORA DE ADMINISTRACION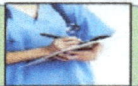

9. VELOCIDAD DE INFUSIÓN CORRECTA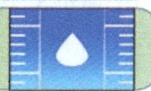

10. ESTAR ENTERADOS DE POSIBLES ALTERACIONES

CAPÍTULO 2

CALCULANDO CON LA REGLA DE TRES

La regla de tres es el procedimiento que se realiza para obtener la dosificación indicada en forma exacta, aún en cantidades muy pequeñas, y así evitar reacciones adversas por concentración del fármaco. Primero, debes calcular de forma exacta y precisa la dilución del fármaco prescrito. Segundo, obtener la dosis exacta en gramos (g), miligramos (mg) y microgramos (μg). Y, por último, debes obtener la acción farmacológica efectiva mediante una dilución adecuada.

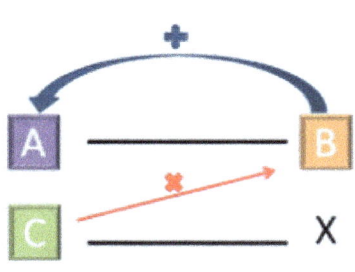

Si te preguntas ¿Cuál es la regla de tres en enfermería? Es porque aún no has hecho una para calcular la dosificación de un fármaco, por eso lo primero que necesitas aprenderte es la fórmula de esta operación.

Esta es muy sencilla y está conformada por 3 magnitudes conocidas que son A, B, C y una magnitud desconocida que es la X y es la cantidad exacta del medicamento que se le debe administrar al paciente.

En este sentido, cada letra significa una magnitud diferente:

A: El contenido del medicamento que se indica en la caja.

B: La cantidad de dilución del fármaco en mililitros, que también está indicada en la caja.

C: La dosis prescrita por el médico para el paciente

X: La cantidad que se le debe administrar al paciente.

Para realizar una regla de tres con estos datos, lo que debemos hacer es una operación cruzada siguiendo el orden de esta fórmula:

Regla de Tres Simple

A. Concepto

Es un método aritmético que consiste en calcular el valor desconocido de una magnitud mediante la comparación de dos magnitudes.

B. Clases

Regla de tres simple directa (RTSD)

Es directa cuando las magnitudes que intervienen son directamente proporcionales.

Se calcula realizando una multiplicación en aspa o cruz.

Veamos el esquema:

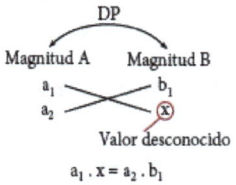

$$a_1 \cdot x = a_2 \cdot b_1$$

Despejando:

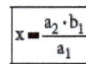

$$x = \frac{a_2 \cdot b_1}{a_1}$$

Regla de tres simple inversa (RTSI)

Es inversa cuando las magnitudes que intervienen son inversamente proporcionales.

Se calcula realizando una multiplicación en forma horizontal o lineal.

Veamos el esquema:

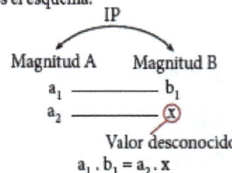

$$a_1 \cdot b_1 = a_2 \cdot x$$

Despejando:

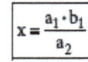

$$x = \frac{a_1 \cdot b_1}{a_2}$$

Como podemos ver en esta fórmula multiplicamos C (La dosis prescrita por el médico) por B (La cantidad de dilución del fármaco en mililitros) y dividimos el resultado obtenido entre A (El contenido del medicamento). Así conseguiremos el valor de X que es la dosis exacta en mililitros que se le debe administrar al paciente.

$$a \longrightarrow b$$
$$c \longrightarrow X$$

$$X = \frac{c \cdot b}{a}$$

También, debemos saber, ¿Qué es la dilución de medicamentos? Es el procedimiento mediante elcual se obtienen, concentraciones y dosis requeridas de medicamentos a través de fórmulas matemáticas.

Ejemplo 1:

Vial de Gentamicina de 80mg con diluyente de 2 ml. Indicación Médica: 20 mg
cada 8 horas IV.

Anote la dosis del medicamento según prescrito por el médico en el extremo superior izquierdo.

Y en el extremo derecho, la cantidad de diluyente que va a utilizar.

20 mg ▶ 2 ml

En la parte inferior anote la dosis del medicamento original (80 mg), teniendo en cuenta colocar miligramos debajo de miligramos. Y en el extremo inferior derecho colocar una X, que será en este caso los mililitros a aplicar.

20 mg ▶ 2 ml
80 mg ▶ X

Primer paso: Dividir los 20 mg entre 80 mg
20 mg / 80 mg = 0.25

Segundo paso: Multiplicar el 0.25 por los 2 ml
0.25 x 2ml = 0.5 ml

En este caso, se administrarán 0.5 ml de Gentamicina

REGLA DE TRES

1,000 mg están en los   **4** mL.
250 mg están en   **X** mL (X es lo que tenemos que calcular).

$$X = \frac{250\ mg \times 4\ mL}{1,000\ mg} = \frac{1,000}{1,000} = 1\ mL$$

Otra forma

¿Cuántos mg hay en 1 mL?.............. 1,000/4 mL   =   250 mg en 1 mL.
¿En cuántos mL hay 250 mg?........... 250 mg/250 mg   =   1 mL.

Formula:

Dosis solicitada por el medico   X diluyente en (ml)
presentación del medicamento (gr o mg)

Ejemplo

se solicitan 200 mg de ampicilina c/12 h La presentación de la ampicilina es 500 mg en 2 ml

500mg ⟍ 2ML $\dfrac{200mg \times 2ml}{500\ mg}$ = $\dfrac{400}{500}$ =   0.8 ml
200mg ⟋ x

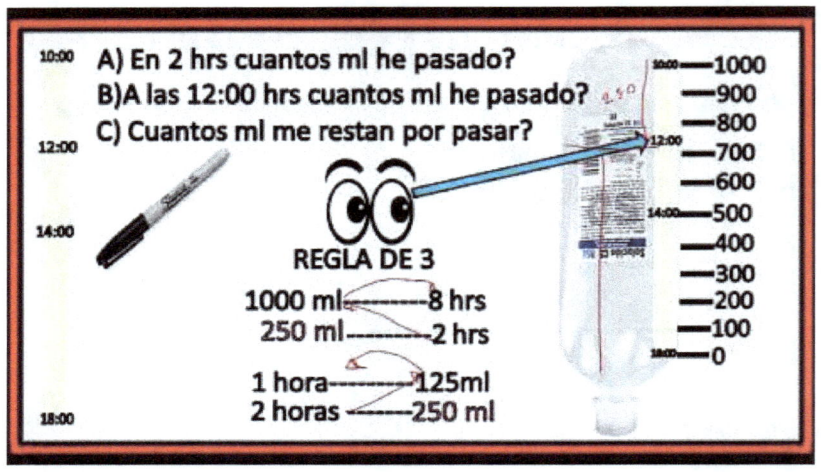

A) En 2 hrs cuantos ml he pasado?
B) A las 12:00 hrs cuantos ml he pasado?
C) Cuantos ml me restan por pasar?

REGLA DE 3
1000 ml --------- 8 hrs
250 ml --------- 2 hrs

1 hora --------- 125ml
2 horas --------- 250 ml

Ejercicios de práctica:

1. Protonix de 80mg, diluido en 100 ml N.S. Indicación médica de 30mg cada 8 horas IV.

2. Ibuprofeno de 200mg diluido en 5ml. Indicación médica de 175mg cada 12 horas.

3. Claritromicina de 250mg diluido en 5ml. Indicación médica de 350mg cada 12 horas.

4. Azitromicina de 400mg diluido en 10ml. Indicación médica de 900mg cada 12 horas.

5. Vancomycin de 500mg diluido en 20ml. Indicación médica de 39mg cada 8 horas IV.

6. Cefazolin de 10gm diluido en 100ml N.S. Indicación médica de 8mg cada 8 horas.

7. Kefurox 1.5gm con diluyente 12 ml. Indicación médica de 750mg IV Q.6h.

8. Garamycin 80mgs con diluyente 2ml. Indicación médica 50mgs IV bid.

9. Cleomicin 300 mgs con diluyente de 2ml. Indicación médica de 750mgs IV q8h.

Caso Clínico: Niño de 7 años con diagnóstico de desnutrición. Orden médica de 7gr de
Albúmina. Ampolleta de Albúmina son 10gr diluido en 50 ml.

Ejercicio 1

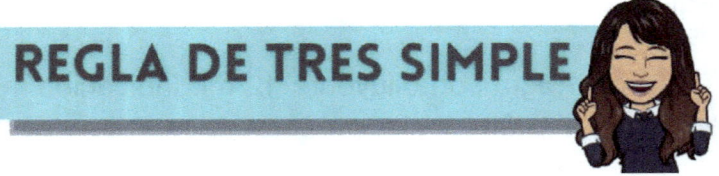

REGLA DE TRES SIMPLE

✳ Completa las proporciones con Regla de Tres.

$$\frac{6}{10} \quad \frac{x}{15} = \frac{\square \cdot \square}{\square} = \frac{\square}{\square} = \square \qquad \boxed{x \qquad\qquad}$$

$$\frac{12}{20} \quad \frac{18}{x} = \frac{\square \cdot \square}{\square} = \frac{\square}{\square} = \square \qquad \boxed{x \qquad\qquad}$$

$$\frac{x}{14} \quad \frac{7}{4} = \frac{\square \cdot \square}{\square} = \frac{\square}{\square} = \square \qquad \boxed{x \qquad\qquad}$$

$$\frac{1,5}{9} \quad \frac{10}{x} = \frac{\square \cdot \square}{\square} = \frac{\square}{\square} = \square \qquad \boxed{x \qquad\qquad}$$

✳ Organiza los datos, plantea las razones y resuelve las situaciones.

🌰 En cinco horas un tren recorre 425 km. ¿Cuántos kilómetros recorrió en 3 horas?

DATOS

[   ]———[   ]

[   ]———[   ]

Problemas de proporcionalidad: regla de tres.

3 grifos tardan en llenar una piscina 24 días. Si quiero que se llene en 9 días, ¿Cuántos grifos tengo que abrir?

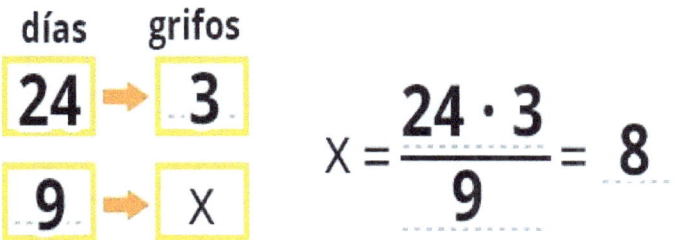

días **grifos**

24 → 3

9 → X

$$X = \frac{24 \cdot 3}{9} = 8$$

inversa Resultado: **8 grifos**

6 máquinas en una fábrica tardan 28 días en hacer un trabajo. Si pongo a funcionar 14 máquinas, ¿Cuántos días tardarán en hacer el mismo trabajo?

máquinas **días**

6 → 28

14 → X

$$X = \frac{6 \cdot 28}{14} = 12$$

inversa Resultado: **12 días**

Ejercicio 3

Regla de tres simple **inversa**

Resuelve las siguientes reglas de tres simples inversas:

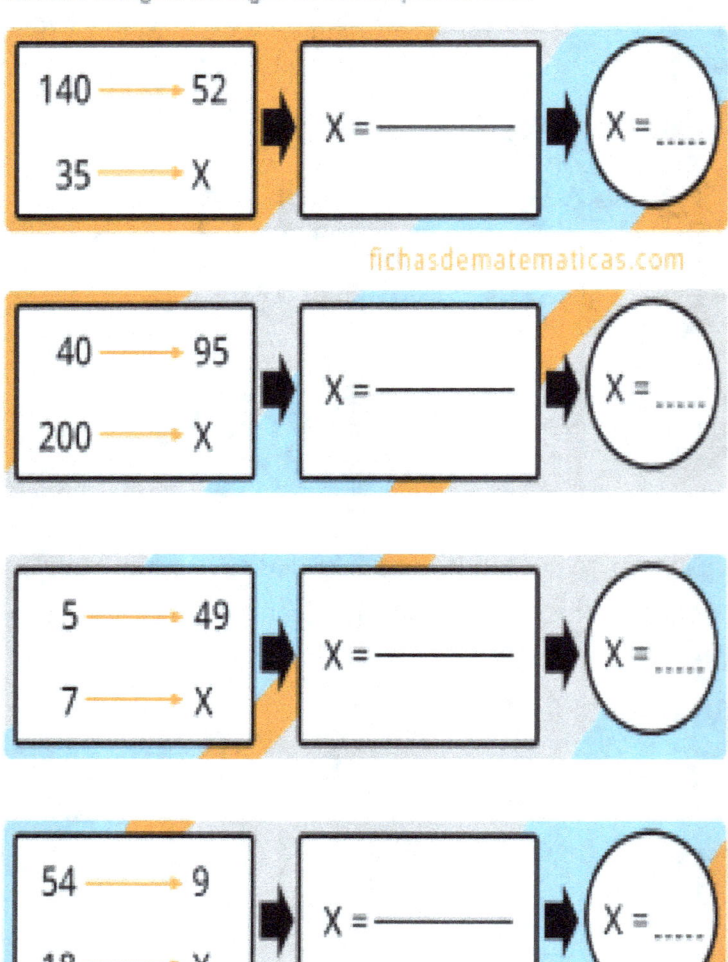

CAPÍTULO 3
CALCULANDO PORCENTAJE

¿Que es el porcentaje?

El porcentaje es una fracción o una parte de 100, denominándose también como tanto por ciento, y se indica con el símbolo %. Una forma fácil de interpretar un porcentaje es como una cantidad determinada de cada 100 unidades. Por ejemplo, 42% significan 42 de cada 100 unidades, y es equivalente a 42/100 y a 0,42.

Porcentaje (%): expresa la cantidad de soluto (fármaco) que hay en 100 unidades de disolución. Siempre que no se especifique, se sobreentiende que se trata de concentración de peso en volumen (g/100 ml). Razón: establece la relación entre la cantidad de soluto que hay en una cantidad determinada de disolución.

$$13\% = \frac{13}{100}$$

¿Cómo sacar un porcentaje?

Fórmula para sacar un porcentaje
  1) Multiplicar el número por el porcentaje. Por ejemplo, si quiero saber el 32 % de 517, debo multiplicar ambas cifras (Ej: 32 x 517 = 16544).

2) Luego hay que dividir el resultado por 100

3) Se redondea a la precisión deseada (Ej: 165,44 redondeado al número entero más próximo, 165).

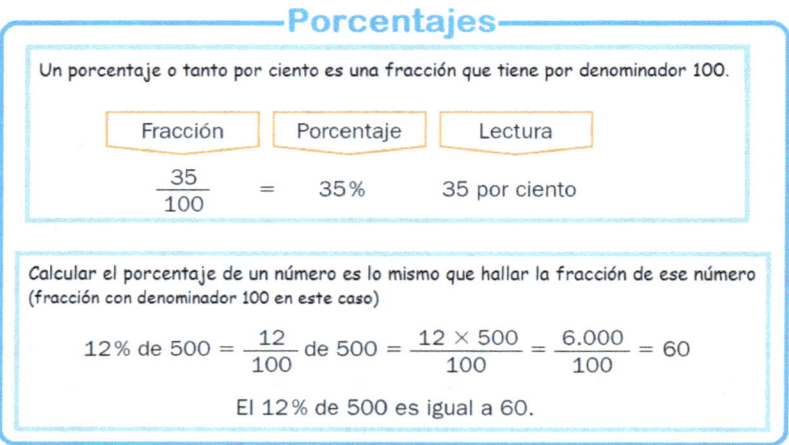

Porcentajes

Un porcentaje o tanto por ciento es una fracción que tiene por denominador 100.

Fracción	Porcentaje	Lectura
$\dfrac{35}{100}$ =	35%	35 por ciento

Calcular el porcentaje de un número es lo mismo que hallar la fracción de ese número (fracción con denominador 100 en este caso)

$$12\% \text{ de } 500 = \frac{12}{100} \text{ de } 500 = \frac{12 \times 500}{100} = \frac{6.000}{100} = 60$$

El 12% de 500 es igual a 60.

---

* Para **calcular** **un** **porcentaje** (A) de un número (B) se aplica la fórmula:
* **A% de B = (A x B) / 100**
* Ejemplo: calcula el 20% de 60:
* 20% de 60 = (20 x 60) / 100 = 12

* Otra forma de plantear el cálculo de porcentaje:

Valor	%
60	100
x	20

$$x = \frac{60 \cdot 20}{100} = 12$$

$$100 \text{ —— } 150$$
$$20 \text{ —— } x$$

$$\frac{20 \times 150}{100} = \frac{3000}{100} = \boxed{30}$$

$$20\% \ de \ 50 = \frac{50}{100} \cdot 20 = \boldsymbol{10}$$

Porcentaje

El porcentaje (o tanto por ciento) de principio activo que contendrá será la cantidad de principio activo que se registre por cada 100 partes de medicamento.

$$0{,}50153... \approx \frac{0{,}50153}{1} \overset{(.100)}{=} \frac{50{,}153}{100} = 50{,}153\,\%$$

El medicamento A contiene un 50,153% (aprox.) de principio activo

$$0{,}50793... \approx \frac{0{,}50793}{1} \overset{(.100)}{=} \frac{50{,}793}{100} = 50{,}793\,\%$$

El medicamento B contiene un 50,793% (aprox.) de principio activo

El tanto por ciento de cierta cantidad es equivalente a las tantas cien avas partes de esa cantidad.

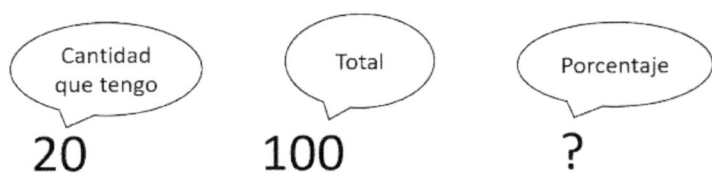

La fórmula para realizar esta operacion es muy facil:
Divido la Cantidad que tengo entre el total y lo multiplico por 100.

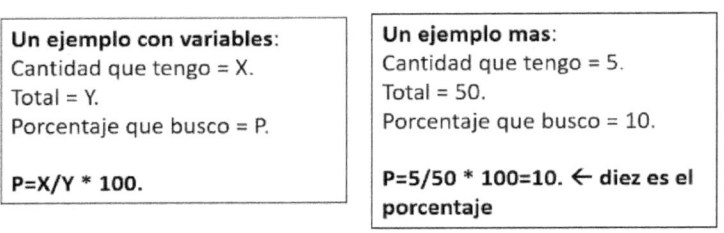

En el tanto porciento se pueden presentar varios casos:

1) Hallar un número cuando se conoce un tanto por ciento de el

1- Multiplicar el número por el porcentaje. Por ejemplo, si quiero saber el 32 % de 517, debo multiplicar ambas cifras (Ej: 32 x 517 = 16544).

2- Luego hay que dividir el resultado por 100. Se hace simplemente moviendo el punto decimal dos lugares hacia la izquierda (Ej: 16544/100=165,44).

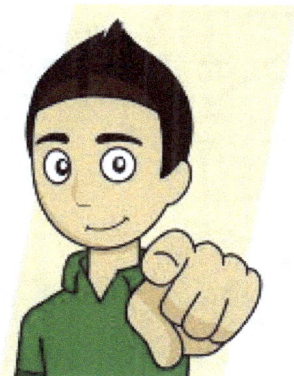

PORCENTAJES MUY FACIL

50% DE 200

200 x .50 = 100

1. Hallar el 15% de 70.

Regla de tres simple directa

Supuesto: 100%............70

Pregunta: 15%............X

$$\frac{100}{15} = \frac{70}{?}$$

Operaciones:

$$\frac{15 \times 70}{100} = 10.5$$

R = 10.5

2) Dado dos número averiguar qué tanto por ciento es uno de otro

Regla

Dados dos números, averiguar que tanto por ciento es uno del otro

$$P = \frac{r \cdot N}{100} \rightarrow r = \frac{P \cdot 100}{N}$$

1.¿Qué % de 8400 es 2940?

Regla de tres simple directa

Supuesto: 100%...........8400

Pregunta: X%...........2940

$$\frac{100}{x} = \frac{8400}{2940}$$

Operaciones:

$$\frac{100 \times 2940}{8400} = 35\%$$

R = 35%

EJEMPLOS

- Cloruro Sodio 0.9%; 0.9 g / 100 mL, 900 mg / 100 mL, 90 mg/mL
- Glucosa 5%; 5 g/100 mL, 5000 mg/100 mL, 50 mg/mL
- Si la solución esta expresada en %, es fácil convertir la concentración en **mg/mL** multiplicando el % x 10: Ej.:

    Lidocaína 2% x 10 = 20 mg/mL

    Glucosa   5% x 10 = 50 mg/mL

Ejercicio

PROBLEMA

Pepe logró ahorrar $500.00 y con ese dinero decidió comprar un reloj que costaba $450.00; al pagarlo se enteró que tenía un descuento. ¿Qué porcentaje le descontaron, si al salir de la tienda aún tenía $140.00 de sus ahorros?

Tenía $500.00 y le quedaron $140.00, quiere decir que por el reloj pagó $360.00

$$500 - 140 = 360$$

Si el reloj costaba $450.00 y pagó $360.00, le descontaron $90.00

$$450 - 360 = 90$$

Ahora hay que saber qué porcentaje de 450 es 90

Supuesto: 100%............450   Regla de tres simple directa

Pregunta: x%............90

$$\frac{100}{x} = \frac{450}{90}$$

Operaciones:

$$\frac{100 \times 90}{450} = 20$$

R = 20% de descuento

3) Tanto por ciento **más**

¿Qué es el tanto por ciento más?
Se trata de hallar un número sabiendo él % que otro número es más de él.

¿De qué número es 265 el 6% más?

Si 265 es el 6% más que el número buscado, entonces 265 es el 106% del número buscado.

$$100\% + 6\% = 106\%$$

Si 265 es el 106%, el número buscado será el 100%

Supuesto: 106%..............265

Pregunta: 100%..............x

Regla de tres simple directa

$$\frac{106}{100} = \frac{265}{x}$$

Operaciones:

$$\frac{100 \times 265}{106} = 250$$

$$R = 250$$

Por lo tanto, 265 es el 6% más que 250

4) Tanto por ciento **menos**

¿Qué es el tanto por ciento menos?
Resultado de imagen para tanto por ciento menos Se trata de hallar un número conociendo el tanto por ciento que otro número es menor que él.

Regla

¿De qué número es 168 el 4% menos?

Si 168 es el 4% menos que el número buscado, entonces 168 es el 96% del número buscado.

$$100\% + 4\% = 96\%$$

Si 168 es el 96%, el número buscado será el 100%

Supuesto: 96%............168

Pregunta: 100%............x

Regla de tres simple directa

$$\frac{96}{100} = \frac{168}{x}$$

Operaciones:

$$\frac{100 \times 168}{96} = 175$$

R = 175

Por lo tanto, 168 es el 4% menos que 175

5) Conversion de porcentaje a decimales

Para convertir un porcentaje a un decimal , elimine el signo de porciento y divida entre 100. (Puede conseguir el mismo resultado moviendo el punto decimal dos lugares a la izquierda.) Para convertir un decimal a un porcentaje , multiplique por 100 y agregue el punto decimal.

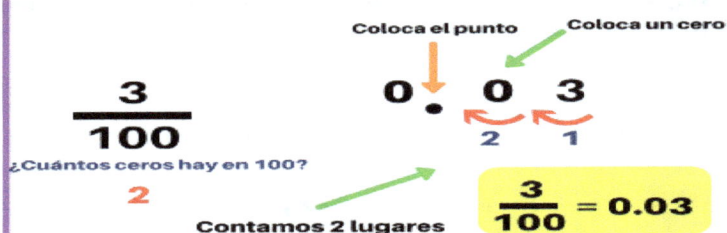

Conversión a decimal

Fracción decimal a decimal

$$\frac{3}{100}$$

¿Cuántos ceros hay en 100?
2

Coloca el punto   Coloca un cero

0 . 0 3
    2   1

Contamos 2 lugares

$$\frac{3}{100} = 0.03$$

Regla

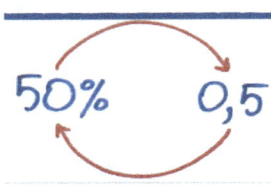

50%   0,5

Regla

$$76.8\% = \frac{76.8}{100} = \boxed{0.768}$$

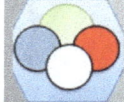

Convertir de
DECIMALES A PORCENTAJES

$$0.45 = 0.45 * 100 = 45\,\%$$

$$\frac{1}{4} = \frac{1}{4} * \frac{100}{4} = 25\,\%$$

Ejercicio resuelto 1

Cuantos miligramos y cuantos gramos hay en la siguiente presentación

Albúmina 50ml al 1%

$1 \times 10 = 10mg$

$10mg \times 50 = 500mg$

1000mg----- 1gr
500mg------- ?

$$\frac{500mg \times 1gr}{1000mg} = 0.5gr$$

PORCENTAJE PESO/VOLUMEN

PORCENTAJE VOLUMEN

Expresa el volumen de soluto disuelto por cada 100 mililitros de disolución.

Porcentaje VOLUMEN = $\dfrac{\text{volumen de soluto}}{\text{volumen de la disolución}}$ x 100

Cuando trabajamos con el volumen, podemos agregar al soluto la cantidad del disolvente para completar el 100ml.

Cálculo del porcentaje en volumen de una disolución que contiene 12 mL de alcohol y se completa con agua hasta 100 mL.

Solución Volumen de la disolución = 100 mL de la disolución

$$Porcentaje\ en\ volumen = \frac{Volumen\ de\ soluto}{Volumen\ de\ la\ disolución} \times 100$$

$$Porcentaje\ en\ volumen = \frac{}{} \times 100 =$$

Ejercicio 1

Volumen total de la solución	=	Volumen del soluto	+	Volumen del solvente
Volumen total de la solución	=	75	+	1725
Volumen total de la solución	=	1800 ml		

$$\%v = \frac{Volumen\ de\ soluto}{Volumen\ total\ de\ la\ solución} \times 100$$

$$\%v = \frac{75}{1800} \times 100$$

$$\%v = 4\ \%$$

Ejercicio 2

PORCENTAJES

Resolución de problemas

---

1. En Ajalvir hay 4.700 habitantes. El 50% de la población sor hombres. ¿Cuántos hombres hay en Ajalvir?

$$50\% \text{ de } = \frac{}{100} \text{ de } 4.700 = \frac{50x4.700}{} = \frac{}{100} =$$

Solución: En Ajalvir hay   hombres.

---

2. En el colegio hay 700 alumnos. El 60% del alumnado son niñas. ¿Cuántas niñas hay en el colegio?

$$60\% \text{ de } = \frac{}{100} \text{ de } 700 = \frac{}{} = \frac{42.000}{100} =$$

Solución: En el colegio hay   niñas.

---

3. Unas deportivas cuestan 60€. He visto que hay una rebaja del 20%. ¿Cuánto dinero han rebajado las deportivas? ¿Cuánto cuestan ahora que han rebajado el 20%?

$$20\% \text{ de } = \frac{}{100} \text{ de } 60 = \frac{20x60}{100} = \frac{}{} =$$

Solución: Han rebajado   €. Las deportivas rebajadas cuestan   €.

---

4. En los cuatro grupos de 5º de Primaria hay 75 alumnos en total. El 40% del alumnado va a natación después del colegio. ¿Cuántos alumnos asisten a clases de natación después del colegio?

$$40\% \text{ de } = \frac{}{100} \text{ de } 75 = \frac{}{} = \frac{}{} =$$

Solución: alumnos asisten a clases de natación.

Ejercicio 3

PORCENTAJES

1. Calcula los porcentajes con ayuda de las escalas

100%	90
50%	
25%	
10%	
1%	

Observa: 75% = al 50% + 25%

15% = 25% - 10% = 15%

¿Cuánto es el 75% de 90? ▭

¿Cuánto es el 15% de 90? ▭

¿Cuánto es el 50% de 36? ▭

¿Cuánto es el 35% de 36? ▭

¿Cuánto es el 12% de 36? ▭

¿Cuánto es el 51% de 36? ▭

100%	36

	73

¿Cuánto es el 25 % de 73? ▭

¿Cuánto es el 11 % de 73? ▭

¿Cuánto es el 40 % de 73? ▭

¿Cuánto es el 26% de 73? ▭

Ejercicio resuelto 1

Indique el porcentaje masa / volumen de una mezcla formada por 80 (g) de soluto disueltos en 500 (ml) de disolución.

$$\% \ m/v = \dfrac{80}{500} \times 100 = 16 \ \% \ m/v$$

Rpta: Este valor, significa que por cada 100 ml de disolución se tienen 16g de soluto.

Ejercicio resuelto 2

Ejercicio de Porcentaje en volumen

- Una solución de volumen 4 litros se le agrega 450 mililitros de un soluto, hallar su porcentaje en Volumen.

$$\dfrac{450 \ mililitros \ X \ 100}{4000 \ mililitros} = (\%v/v) \qquad Rta = 11.25 \ \%$$

$$\dfrac{0.45 \ Litros \ X \ 100}{4 \ Litros} = (\%v/v)$$

Ejercicio resuelto de masa 3

PORCENTAJE MASA

Expresa los gramos de soluto por cada 100 gramos de disolución.

Porcentaje masa = $\dfrac{\text{masa de soluto}}{\text{masa de la disolución}}$ x 100

Cuando trabajamos con la masa, podemos sumar el soluto y el disolvente para obtener la disolución.

CAPÍTULO 4
CALCULANDO DOSIS

"El primer requisito en un hospital
es que no haga daño a los enfermos."
–Florence Nightingale

¿Qué es el cálculo de dosis?

Se refiere al cálculo de un volumen a administrar dada una dosis en unidades de masa. También calcula el número de formas farmacéuticas a administrar para alcanzar cierta dosis.

CONCEPTOS GENERALES

❧Soluto

Medicamento para ser diluido por el solvente

❧Solvente

Medio en el que se disuelve el medicamento

❧Concentración

Mide la cantidad de medicamento presente en una cantidad de soluto

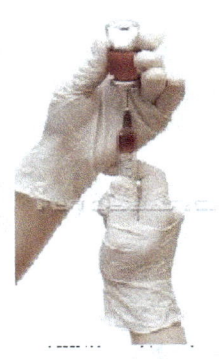

¿Cómo se calcula la dosis de un medicamento?

Masa/Volumen: es la manera más simple de expresar una concentración. Por ejemplo, decir que un medicamento tiene una concentración de 2 mg/ml, es equivalente a decir que en ese medicamento hay 2 mg de fármaco (soluto) por cada ml de volumen de la disolución. Siempre se especifican las unidades de medida utilizadas

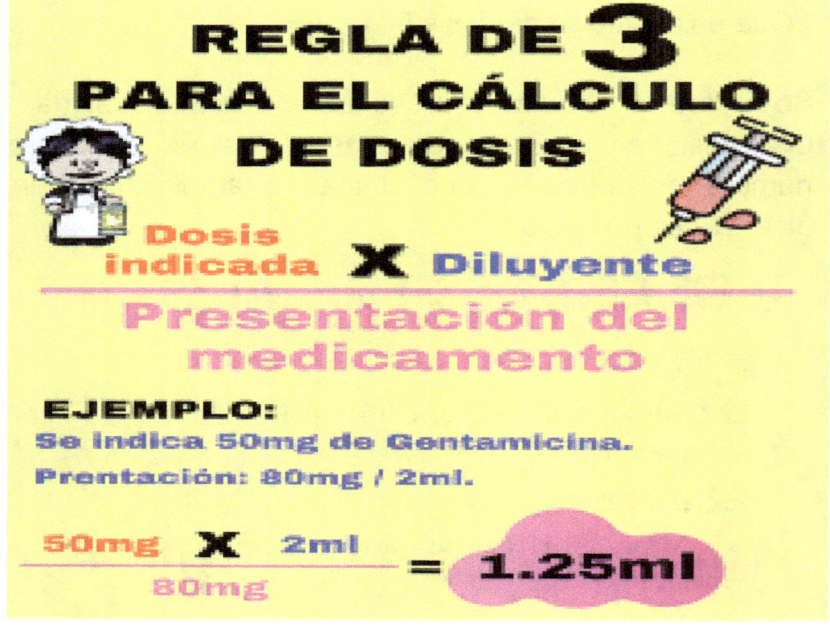

¿Qué es una dosis de medicamento?

La dosis es la cantidad de medicamento que contiene la medida exacta de principio activo para que éste sea eficaz, efectivo y seguro para el paciente y le resuelva el problema de salud para el que ha estado indicado.

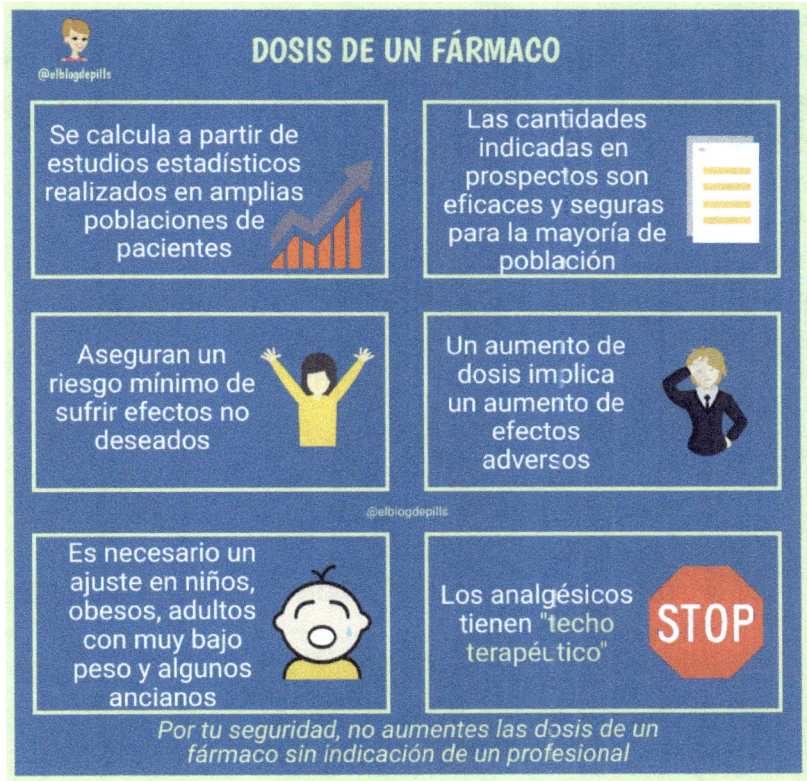

CONCENTRACIÓN

La concentración de una disolución es la cantidad de soluto (fármaco) disuelta en una determinada cantidad de disolvente o disolución.

La concentración de un medicamento se puede expresar de diferentes maneras:

Masa/Volumen: es la manera más simple de expresar una concentración. Por ejemplo, decir que un medicamento tiene una concentración de 2 mg/ml, es equivalente a decir que en ese medicamento hay 2 mg de fármaco (soluto) por cada ml de volumen de la disolución. Siempre se especifican las unidades de medida utilizadas.

Porcentaje (%): expresa la cantidad de soluto (fármaco) que hay en 100 unidades de disolución.

a) Porcentaje peso en peso: g de soluto/100 g de disolución
b) Porcentaje peso en volumen: g de soluto/100 ml de disolución
c) Porcentaje volumen en volumen: ml de soluto/100 ml de disolución

Siempre que no se especifique, se sobreentiende que se trata de concentración de peso en volumen (g/100 ml).

Razón: establece la relación entre la cantidad de soluto que hay en una cantidad determinada de disolución. Puede expresarse como razón entre dos cifras (5:10) o como una fracción (5/10). En caso de expresarlo como fracción, siempre se especifican las unidades de medida utilizadas. Cuando se expresa como razón, si no se especifican las unidades, se sobreentiende que se refiere a g de soluto por ml de volumen.

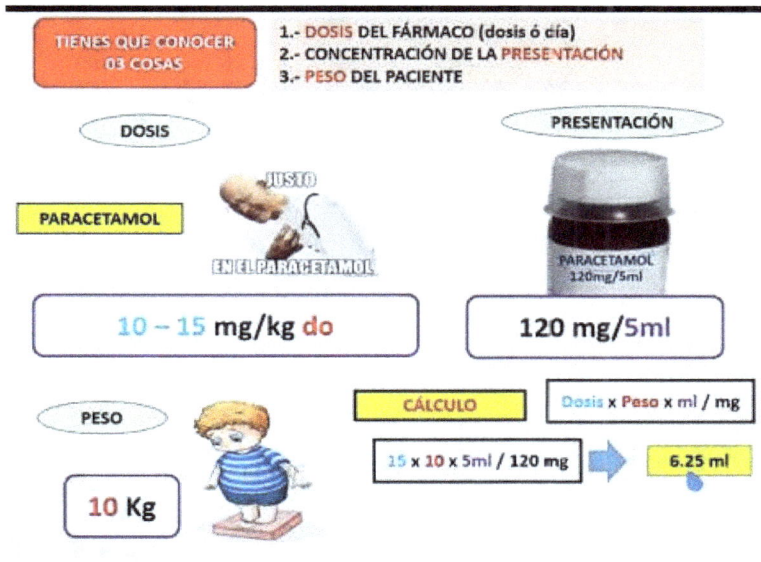

CALCULO Y DILUCIÓN DE MEDICAMENTOS

$$\frac{\text{Dosis solicitada} \quad X \quad \text{Diluyente (ml)}}{\text{Presentación del Medicamento (g o mg)}}$$

Ejemplo: Vial de Gentamicina de 80mg con diluyente de 2 ml. Indicación Médica: 20 mg cada 8 horas IV.

$$\frac{20 \text{ mg} \quad X \quad 2 \text{ ml}}{80 \text{ mg}} = \frac{40}{80} = 0.5 \text{ ml}$$

CÁLCULO DE DOSIS DE MEDICAMENTOS

Existen muchas formulas, las siguiente fórmula básica se puede aplicar para preparar formas sólidas o líquidas.

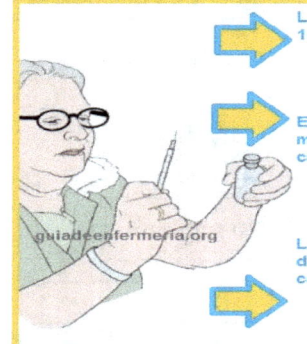

La dosis recetada es 250 mg de ampicilina, disponible 1g (1000 mg) en 4 ml en forma de solución.

$$\frac{250 \text{ mg} \times 4 \text{ ml}}{1000 \text{ mg}} = \quad 1 \text{ ml}$$

El médico prescribe 0.125 mg de digoxina oral, la medicación está disponible en comprimidos que contienen 0.25 mg.

$$\frac{0.125\text{mg} \times 1 \text{ tab}}{0.250 \text{ mg}} = \quad \begin{array}{l} 0.5 \text{ de tab.} \\ \text{(medio comprimido)} \end{array}$$

La prescripción dice Eritromicina 250 mg PO, se dispone de frascos de 100 ml, donde dice 5 ml contiene 125 mg de Eritromicina.

$$\frac{250 \text{ mg} \times 5 \text{ ml}}{125 \text{ mg}} = \quad 10 \text{ ml}$$

Su sitio online de consulta para profesionales en salud.

@GuiaDenfermeria
www.guiadeenfermeria.org

Cálculo de DOSIS

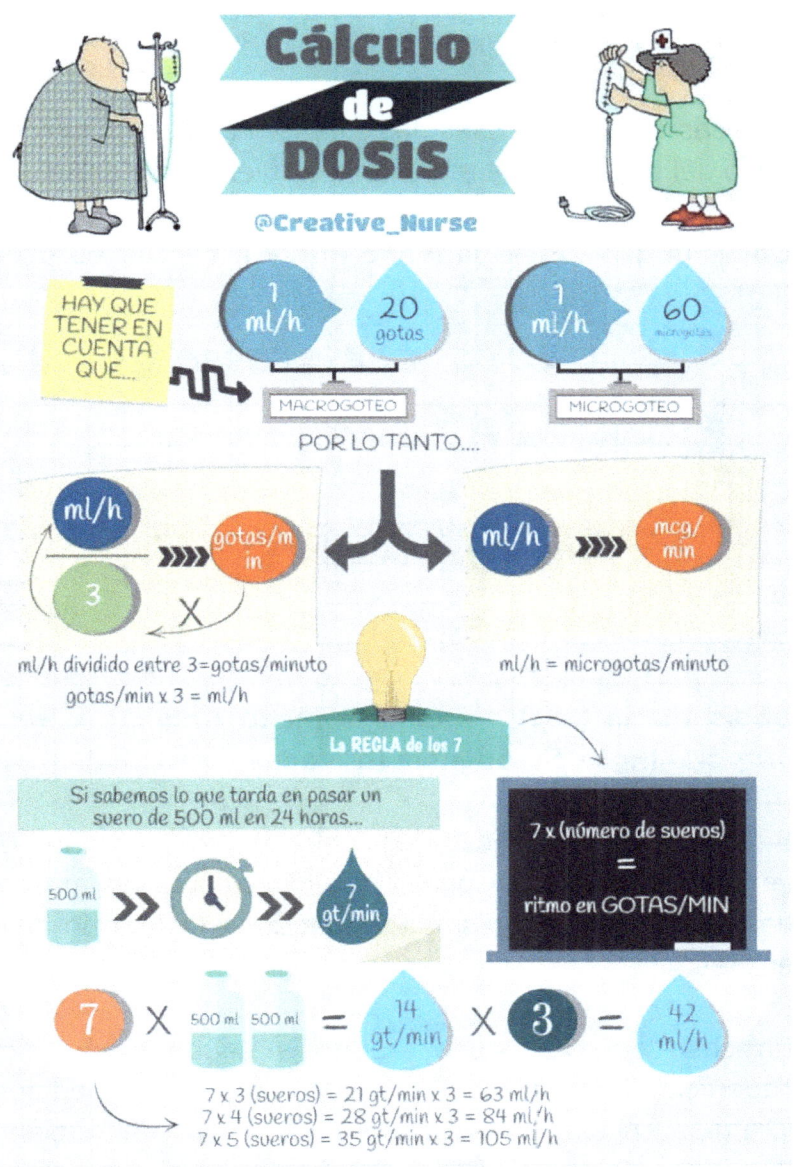

HAY QUE TENER EN CUENTA QUE...

1 ml/h → 20 gotas — MACROGOTEO

1 ml/h → 60 microgotas — MICROGOTEO

POR LO TANTO....

$$\frac{ml/h}{3} \ggg gotas/min \qquad ml/h \ggg mcg/min$$

ml/h dividido entre 3 = gotas/minuto
gotas/min x 3 = ml/h

ml/h = microgotas/minuto

La REGLA de los 7

Si sabemos lo que tarda en pasar un suero de 500 ml en 24 horas...

500 ml → → 7 gt/min

7 x (número de sueros)
=
ritmo en GOTAS/MIN

7 X 500 ml 500 ml = 14 gt/min X 3 = 42 ml/h

7 x 3 (sueros) = 21 gt/min x 3 = 63 ml/h
7 x 4 (sueros) = 28 gt/min x 3 = 84 ml/h
7 x 5 (sueros) = 35 gt/min x 3 = 105 ml/h

CÁLCULO DE DOSIS SEGÚN EL PESO CORPORAL Y SEGÚN LA SUPERFICIE CORPORAL

A veces se expresan las dosis de fármaco en función del peso del paciente. Se mide de la siguiente manera:

Dosis (mg) = Dosis fármaco (mg/kg) x Peso corporal (kg)

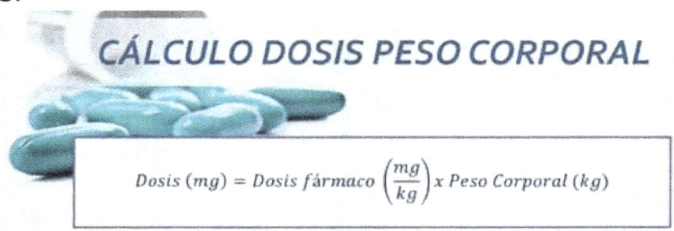

CÁLCULO DOSIS PESO CORPORAL

$$Dosis\ (mg) = Dosis\ fármaco\left(\frac{mg}{kg}\right) x\ Peso\ Corporal\ (kg)$$

$$Dosis\ Diaria\ (mg) = Dosis\ fármaco\left(\frac{mg}{kg}\right) x\ Peso\ Corporal\ (kg) x\ Frecuencia\ (nº\frac{veces}{día})$$

Dosis diaria (mg) = Dosis fármaco (mg/kg) x Peso corporal (kg) x Frecuencia (nº veces/día)

Siempre se especifican las unidades de medida. Es importante fijarse en que todos los valores de masa y peso están en las mismas unidades para que no haya errores.

En caso de expresarse las dosis según el área de superficie corporal, ésta puede obtenerse mediante fórmulas en función del peso y de la talla del paciente (Dubois, Haycock, Boyd...). El área de superficie corporal se expresa en m2.

Dosis (mg) = dosis/unidad de superficie corporal (mg/m2) x área de superficie corporal (m2)

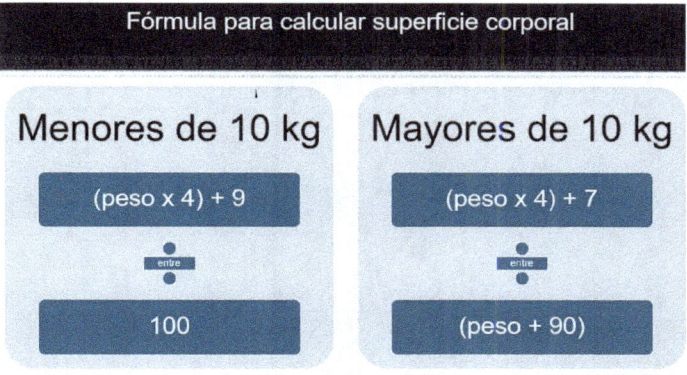

Fórmula para calcular superficie corporal	
Menores de 10 kg	Mayores de 10 kg
(peso x 4) + 9	(peso x 4) + 7
entre	entre
100	(peso + 90)

MOLARIDAD

La molaridad (M) equivale al número de moles de soluto por litro de disolución, por tanto, la molaridad de una solución se calcula dividiendo el número de moles de soluto por el volumen de la disolución en litros.

El mol de un soluto se calcula sumando el peso atómico de los átomos que componen el soluto, los cuales se obtienen en la Tabla Periódica.

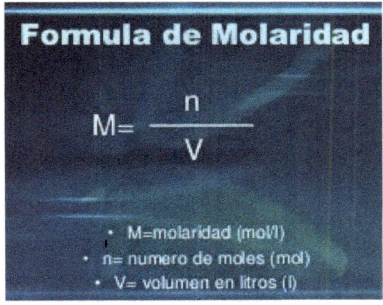

Formula de Molaridad

$$M = \frac{n}{V}$$

- M=molaridad (mol/l)
- n= numero de moles (mol)
- V= volumen en litros (l)

Regla de tres para calculo de dosis

Calculo de dosis

Conversiones

- g a mg= x 1000
- mg a g=/ 1000
- mg a mcg= x 1000
- mcg a mg= /1000

Regla de Tres

$$\frac{\text{Dosis indicada X Diluyente (ml)}}{\text{Presentación (g o mg)}}$$

Ejemplo

Se administran 250 mg de un fármaco que está disponible en 0.75 g/9 ml. Administre _____ ml

$$\frac{250mg \times 3ml}{750\ mg} = ? \qquad \frac{750}{750\ mg} = 1ml$$

Se convierten
0.75g a mg
multiplicándolo
por 1000

Cuando los sistemas de medición no son iguales, se debe convertir la presentación de acuerdo a la dosis indicada

FÓRMULA DE CALCULO DE DOSIS

$$\frac{1\ gramo}{milígramos \times gramo} = \frac{Dosis\ indicada}{Dosis\ del\ frasco}$$

Cont. Ejercicios de dilución

A que volumen final hay que diluir 50mL, de una solución al 5.6 % p/v, para que su concentración final sea 3.1 % p/v.?

Datos: V_1= 50 mL C_1= 5.6 % p/v V_2 =? C_2 = 3.1 % p/v

$$C_1 \times V_1 = C_2 \times V_2,\ \text{despejar}\ V_2:$$

$$V_2 = \frac{C_1 \times V_1}{C_2} = \frac{5.6\ \%\ p/v \times 50mL}{3.1\ \%\ p/v} = 90.32\ mL$$

Note como el v 2, es > que el v1, como es de esperarse, pues para diluir algo, generalmente se añade solvente.

$$ppm = \frac{\text{Masa del soluto (mg)}}{\text{Masa de la solución (kg)}}$$

$$ppm = \frac{\text{Masa del soluto (mg)}}{\text{Volumen de la solución (lt)}}$$

¿Qué es Partes por Millón (ppm)?

Info Agrónomo

$$ppm = \frac{\text{Masa del soluto (g)}}{\text{Volumen de la solución (m}^3\text{)}}$$

PROTOCOLO DE DOSIFICACION

Tabla 1. La dosificación en el protocolo de dispensación activa

Pregunta	Finalidad
¿Para quién?	Identificar al paciente, la persona a la que le corresponde la prescripción
¿Para qué?	Comprobar que el paciente conoce la indicación del medicamento
¿Cuánto?	Verificar si el paciente recuerda la dosis
¿Cómo?	Asegurar que el paciente lleva a cabo las técnicas de correcta administración y las recomendaciones asociadas (ingesta con agua, antes o después de las comidas, etc.)
¿Cuándo?	Descubrir si el paciente conoce la pauta de la medicación
¿Hasta cuándo?	Interrogar sobre la información de la duración del tratamiento

Actuación farmacéutica:

- Detección de problemas en la dosificación
- Corrección de la información equivocada
- Consejos sobre la administración de dosis

LO QUE DEBE TOMAR EN CUENTA A LA HORA DE CALCULAR DOSIS

Tabla 3. Cálculo de dosis. Ejemplo ante diferentes presentaciones de un mismo principio activo

Datos para el cálculo	Suspensión 125 mg/5 ml	Suspensión 100 mg/1 ml
Peso del paciente	20 kg	20 kg
Posología mg/kg peso/día	40 mg/kg/día	40 mg/kg/día
Presentación del medicamento	Suspensión	Suspensión
Dosis/día	800 mg/día	800 mg/día
A repartir en	3 dosis al día (cada 8 h)	3 dosis al día (cada 8 h)
mg/unidad	125 mg/5 ml mg/ml = 125/5 = 25 mg/ml	100 mg/ml
Número de mg	800/3 = 266,67 mg/8 h	800/3 = 266,67 mg/8 h
Número de ml	266,67/25 = 10,66 ml/8 h	266,67/100 = 2.67 ml/8 h
Cómo tomar la dosis	Agitar la suspensión hasta homogeneizarla	Agitar la suspensión hasta homogeneizarla
	Utilizar el dispositivo que lleva el mismo medicamento	Utilizar el dispositivo que lleva el mismo medicamento

TIPOS DE DOSIS

Tabla 2. Tipos de dosis

Dosis diaria	Dosis recomendada para tomar en el período de 24 h, a repartir entre una o varias tomas
Dosis óptima	Cantidad de fármaco eficaz en cada paciente, que resuelve el problema para el que ha estado indicado
Dosis de inicio	• Dosis menor a la terapéutica aconsejada, al inicio de tratamientos en que es necesario empezar con dosis bajas para reducir la posibilidad de aparición de efectos secundarios molestos
	• Se incrementan hasta conseguir la dosis óptima
Dosis máxima	• Cantidad de fármaco que no debe excederse, puesto que aparecerían los efectos de la toxicidad del principio activo
	• Habitualmente se expresa como dosis máxima diaria

EL PRODUCTO FARMACÉUTICO

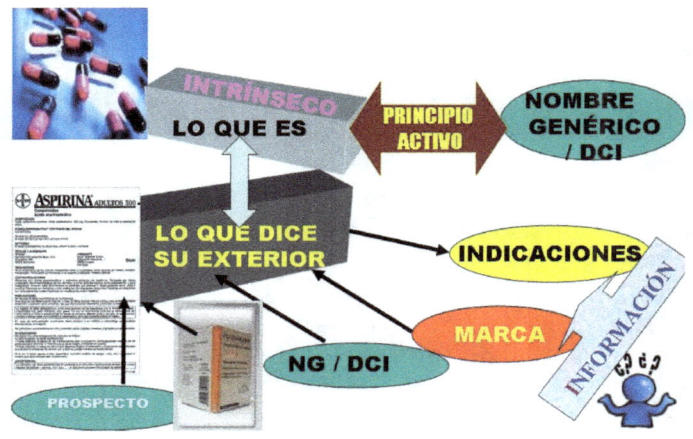

DATOS DEL MEDICAMENTO

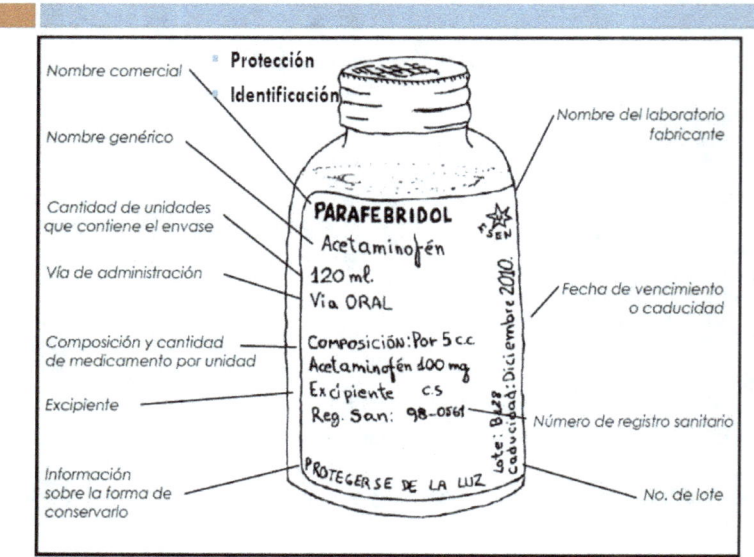

Ejercicio resuelto 1

Amoxicilina a dosis de 50mg/kg/día para un niño de 18 kg repartida en 3 dosis cada 8 hrs

50mg/kg/d x 18 kg = 900 mg/d = 300mg c/8h

 # de dosis: 3

Ejercicio resuelto 2

Calculo de dosis en ml cada 8 horas

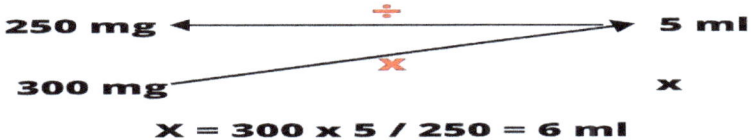

250 mg ÷ 5 ml

300 mg x x

X = 300 x 5 / 250 = 6 ml

Ejercicio resuelto 3

Ejemplo:
Marcelo tiene indicado 350 mg. de Cloxacilina cada 6 horas. La presentación de este antibiótico viene en frasco ampolla de 500 mg. Como polvo liofilizado. Proceda de la siguiente forma:

1. Diluye el frasco en 5ml de agua bidestilada.
2. Realiza el cálculo de la dosis por regla de tres:

500 mg = 5ml
350 mg = x   X= $\frac{350mg \times 5ml}{500mg}$ = 3.5 ml

Rpta: Se aplicará 3.5ml de medicamento.

CÁLCULO DE DOSIS

MACROGOTEO   ## MICROGOTEO

1ml/h = 20 gt   1ml/h = 60mcg

1 macrogota = 3 microgotas

20 gotas = 60 mcg = 1 ml = 1 cc

"La cantidad de ml que pasan en una hora
es igual a los mcg que pasan por minuto"

1g = 1000 mg   * RECUERDA *   1 litro = 1000 ml

1 mg = 1000 mcg o 1000 μg   1 ml = 1 cc o cm3

FÓRMULA ml/h :

Ritmo o Velocidad (ml/h) = Cantidad o Vol. Total / Tiempo

Ejemplo; 1000 ml / 8 horas = 125 ml/h

FÓRMULA gt/min :

Gotas (20) x ml del Equipo / Núm. de min. (Núm. Hr x 60)

Ejemplo; 20 x 500 ml / 6 (horas) x 60 = 28 gt/min

EJERCICIOS RESUELTOS
Ejercicio 1

Tenemos una botella de Cefaclor etiquetada: 125 mg/5ml. Si deben administrarse 60 mg, ¿Cuántos ml se precisan?

Tenemos nuestra proporcionalidad conocida: 125 mg en 5 ml.

Tenemos nuestra proporcionalidad buscada: 60 mg en x ml.

Despejando la X:

$$x = \frac{60 \text{ mg} * 5 \text{ ml}}{125} = 2,4 \, ml$$

Ejercicio 2

A un paciente se le administran 1.000 ml/día de suero glucosado al 5%, ¿cuántos mg de glucosa recibe al día?

La concentración de suero glucosado al 5% indica que en 100 ml de concentración hay 5 g de glucosa (proporcionalidad conocida), por lo que en 1.000 ml hay x g de glucosa (proporcionalidad buscada).

$$x = \frac{1000\ ml * 5\ g}{100\ ml} = 50\ g$$

Según las equivalencias estudiadas 50 g = 50.000 mg de glucosa diarios.

Ejercicio 3

A un paciente al que se realiza una paracentesis evacuadora se le prescribe: Albúmina 6 g por cada litro de líquido ascítico obtenido. Se obtienen 5 litros de líquido ascítico. ¿Cuántos ml de albúmina deberán administrarse si disponemos de los siguientes frascos de albúmina? Albúmina Humana 20%. Cada frasco contiene 50 ml]

Teniendo en cuenta que hay que administrar 6 g de albúmina por cada litro ascítico obtenido y se obtienen 5 litros:

$$6\ g/l * 5\ l = 30\ g\ de\ albúmina\ a\ administrar$$

Los frascos de albúmina que tenemos tienen una concentración del 20%, lo que significa que contienen 20 g por cada 100 ml de disolución (proporción conocida). Según lo calculado, queremos administrar 30 g de albúmina que corresponden a x ml (proporción buscada).

$$x = \frac{30\ g * 100\ ml}{20\ g} = 150\ ml\ de\ alb\acute{u}mina$$

Otra forma de calcularlo, una vez calculado que hay que administrar 30 g de albúmina, es: sabiendo que los frascos contienen 20 g por cada 100 ml de disolución (proporción conocida), y cada frasco tiene 50 ml, cada frasco tendrá x g de albúmina (proporción buscada).

$$x = \frac{20\ g * 50\ ml}{100\ ml} = 10\ g\ de\ alb\acute{u}mina\ tiene\ cada\ frasco$$

Si debemos administrar 30 g y cada frasco tiene 10 g:

$$30\ g/10\ g = 3\ frascos * 50\ ml\ por\ frasco = 150\ ml\ de\ alb\acute{u}mina$$

EJEMPLOS

CALCULO DE DOSIS

Un niño de 18 kg requiere amoxicilina a dosis de 50mg/kg/día repartido en tres dosis. Si la suspensión de amoxicilina viene de 250mg/5ml, cuántos ml requiere el niño cada 8 horas?

Dosis: 50 mg X 18 Kg = 900 mg/dia
900/3 = 300 mg

Si en 5 ml tengo 250 mg de Amoxicilina
en X ml tengo 300 mg de Amoxicilina

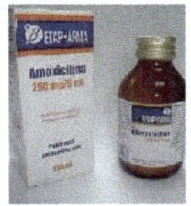

$$X= (300\ mg\ x\ 5\ ml)/250\ ml = \ 6\ ml.$$

CALCULO DE DOSIS

Paciente pediátrico con infección sistémica. Prescrito con Vancomicina 130 mg cada 6 horas.
La Jefe pide 4 viales. Cuantos debo dispensar para las dosis de las 24 Horas?

1. Que necesito
130 mg x 4 = 520 mg

2. Que tengo
Viales de Vancomicina por 500 mg

520/500= 1.04 Frascos

	RNT	RN Pt
Na	2 - 4 mEq/kg/día	2-4 en primeros días y 6 - 8 en período de crecimiento
K	2 - 3 mEq /kg/día	2-3 en primeros días y 3 - 4 en período de crecimiento

Necesito pasar a un Recién nacido 300mL de glucosa al 10%.

1. tengo glucosa al 33%.
2. tengo agua destilada.
3. diluir.

V1: de glucosa al 33%
V2: de glucosa al 10% = 300mL
Va: volumen de agua destilada.

$$V1 + Va = V2$$
$$\downarrow$$
300mL

$$V1 = V2 - Va$$

V1=300-Va

==>

C1x V1 = Cf x Vf

33%(300-Va)=10%(300)
33.300- 33Va = 10.300
33.300- 10.300 = 33Va
23.300 = 33Va

209mL =Va

CÁLCULO DE LÍQUIDOS
EN PEDIATRÍA

Ejemplo: Calcular líquidos con aportes basales para un niño que pesa 27 kg.

Paso 1: Elegir el método con el cuál vamos a calcular los LÍQUIDOS TOTALES.

En este caso, usaremos el método por superficie corporal.

Calculamos la superficie corporal de este paciente:

$$m2sc = \frac{(\text{Peso en kg} \times 4) + 7}{\text{Peso en kg} + 90}$$

$$m2sc = \frac{(27 \times 4) + 7}{27 + 90}$$

$$m2sc = 0.98$$

Sabiendo que por cada m2 de superficie corporal aportamos 1 500 - 1 800 ml/día, hacemos una regla de tres:

$$1 \; m2 = 1\;500 \; ml$$
$$0.98 \; m2 = ¿?$$
$$1\;470 \; ml/día$$

Es el total de líquidos que nuestro paciente necesita en un día (es decir, para 24 horas).

Dr. Alejandro Covarrubias

$$PE = \frac{PM}{\# \, Carga}$$

$$PE = \frac{74}{1}$$

$$\boxed{PE = 74}$$

KCl
K: 39
Cl: 35

PM: 74

Insumos:
D/A 5%, 100 ml, 50 ml, 500 ml, 1000 ml.
D/A 10 % 500 ml, 1000 ml.
NaCl 0.9 %; 100ml, 50 ml, 500 ml, 1000 ml.
Dextrosa 70 %
NaCl (hipert.) 17.7%
KCl 1.49g/ 10ml
Cefazolina sódica, vial 1g. (3 mEq Na)
Ampicilina sódica, vial 1g. (3.5mEq Na)
Gluconato de Calcio 10%

$$1,49 \, g = 1490 \, mg \qquad en \; 10 \, mL$$

$$mEq = \frac{mg}{PE}$$

$$mEq = \frac{1490mg}{74}$$

$$\boxed{mEq = 20}$$

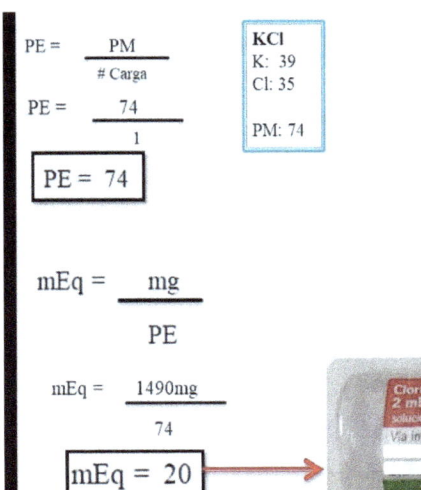

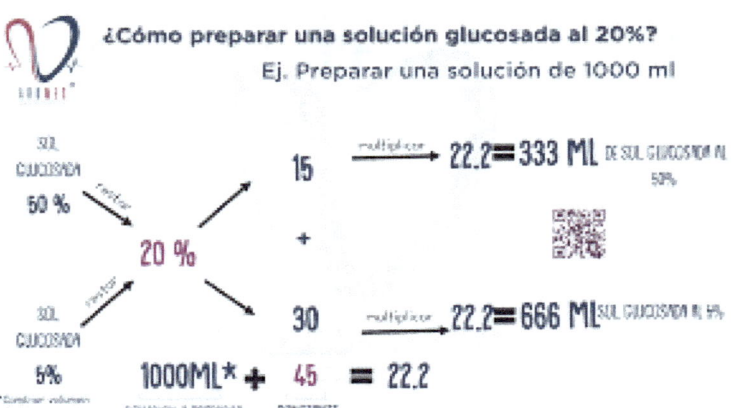

¿Cómo preparar una solución glucosada al 20%?

Ej. Preparar una solución de 1000 ml

SOL. GLUCOSADA 50%

restar

20%

restar

SOL. GLUCOSADA 5%

15

+

30

1000ML* + 45 = 22.2

SOLUCION A PREPARAR   CONSTANTE

*Cambiar volumen conforme se requiera

multiplicar 22.2 = 333 ML DE SOL GLUCOSADA AL 50%

multiplicar 22.2 = 666 ML SOL GLUCOSADA AL 5%

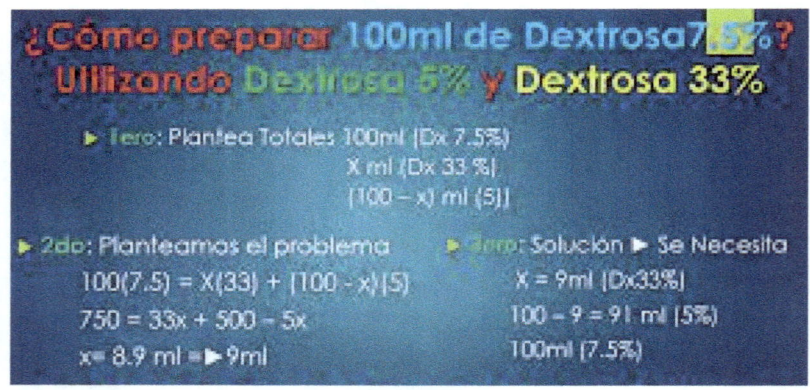

¿Cómo preparar 100ml de Dextrosa7.5%?
Utilizando Dextrosa 5% y Dextrosa 33%

▶ 1ero: Plantea Totales 100ml (Dx 7.5%)
         X ml (Dx 33 %)
         (100 – x) ml (5)]

▶ 2do: Planteamos el problema   ▶ 3ero: Solución ▶ Se Necesita
   100(7.5) = X(33) + (100 - x)(5)   X = 9ml (Dx33%)
   750 = 33x + 500 – 5x   100 – 9 = 91 ml (5%)
   x= 8.9 ml =▶9ml   100ml (7.5%)

Recuerde

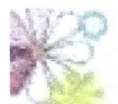

CÁLCULO DE DOSIS

* MEDICIÓN VÍA ORAL

$$P/D*V = C$$

❏ P: Dosis prescrita

❏ D: Dosis disponible

❏ V: Vehículo (Forma en que se presenta el fármaco: Tabletas, grageas, cápsulas, suspensión)

❏ C: Cantidad para administrar

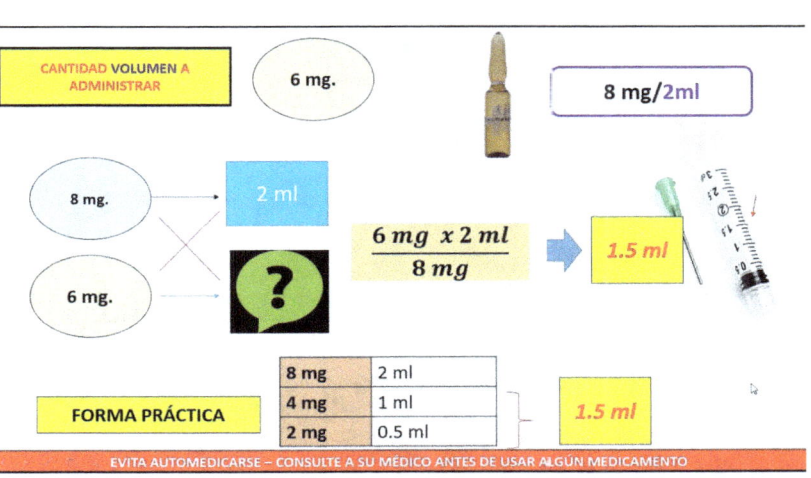

NECESITAMOS CONOCER:

1- El peso del Niño (Kg)

2- Conocer la dosis pediátrica del medicamento.

3-La presentación del Medicamento (ej: 150mg/5cc)

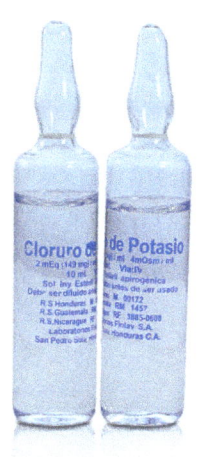

Reglas de oro para el manejo del potasio

El potasio es un elemento químico de la tabla periódica cuyo símbolo químico es K (del latín Kalium y del árabe.Potasio.

Regla

No utilizar soluciones con concentraciones por encima de 40 meq de potasio por litro, para pasar por vía periférica, 2. Nunca utilizarlo sin diuresis comprobada 3. No tratar de hacer las correcciones en un periodo menor de 8 horas, si es por vena periférica.

¿Cuál es el valor normal del potasio?

El rango normal es de 3.7 a 5.2 miniequivalentes por litro (mEq/L), de 3.70 a 5.20 milimoles por litro (milimol/L). Los rangos de los valores normales pueden variar ligeramente entre diferentes laboratorios.

¿Cómo calcular dosis de potasio?
El déficit de potasio debe calcularse con la siguiente fórmula:

El volumen extracelular se calcula a partir del peso corporal en kg x 0,2.

1 g de cloruro de potasio corresponde a 13,4 mEq o 524 mg de potasio, Déficit de potasio (mEq) = kg de peso corporal x 0,2 x 2 x (4,5 mEq/l − potasio sérico).

¿Cómo se administra el KCl?

Requerimientos de potasio: V.O./ I.V.: < 1 año: 2-6 mEq/kg/día; > 1 año: 1-3 mEq/kg/día; adultos: 40-80 mEq/día.

Hipokalemia sintomática: I.V.: neonatos, lactantes, niños: 0,5-1 mEq/kg/dosis.

Hipokalemia asintomática: V.O.: niños: 3 mEq/kg/día (más pérdidas concurrentes), adultos: 40-100 mEq en dosis divididas (se recomienda no superar 20 mEq/dosis).

Modo de administración: Se le administra el medicamento diluido mediante perfusión en la vena (gotero intravenoso). La velocidad de perfusión debe ser lenta, la cantidad de cloruro de potasio dependerá de sus necesidades específicas. Una velocidad de 10 mEq/h se considera segura.

¿Cuántos mEq tiene una ampolla de KCl al 10?

Esta ampolla contiene 13,4 mEq potasio elemental en un volumen de 10 ml (Concentración: 1,34 mEq/ml).

La dosis máxima diaria de cloruro de potasio es de 100 mEq. En ciertos casos y bajo prescripción médica puede llegar hasta dosis máxima de 400 mEq al día (relación de 3 mEq de potasio/kg de peso).

¿Cómo se diluye el potasio?
Para la dilución: La concentración de potasio en la solución a administrar no debe exceder 40 mmol por litro. Mezclar cuidadosamente el potasio y el cloruro de sodio al 0,9% invirtiendo al menos 5 veces el frasco o la bolsa.

Calculo de déficit

Leve: 3,4-3,0	5% KCT
Moderada: 2.9-2.6	10% KCT
Severa: < 2.5	15% KCT
Leve: 3,4-3,0	300meq
Moderada: 2.9-2.6	400meq
Severa: < 2.5	500meq

Paciente de 65 Kg tiene un potasio de 2,8 mEq/l

¿Cuánto debo poner?

Basal = 65 x 1   Déficit = El 10% de (50 x 65)

| Basal = 65 mEq | Déficit = 325 mEq | 390 mEq |

¿Cómo le debo poner?

390 / 24h   Le paso a 8 mEq/h por 48 horas

16.25 / h   Le paso a 16 mEq/h por 24 horas

.¿Cuánto potasio se puede administrar por vía periferica?

La concentración de potasio por vía periférica recomendada es de 40 mEq/l, máximo 60 mEq/l.

Vías de administración

IV directa: NO

Por su alta concentración de potasio, NUNCA debe inyectarse directamente en vena. Hay que emplearlo siempre diluido en soluciones parenterales.

Perfusión IV intermitente/continua: SÍ

La concentración de potasio en las soluciones IV no debe ser superior a
40 mEq/L y la velocidad de perfusión no debe exceder los 20 mEq/h.

Velocidades superiores a 20 mEq/h pueden provocar parada cardíaca.

En situaciones especiales se puede utilizar concentraciones de 80 mEq/L.

Utilizar bomba de perfusión para su administración.
IM: NO
SC: No recomendable.

VIDEOS EDUCATIVOS
CON EJERCICIOS

Parte 1 - MATEMÁTICAS PARA MEDICINA Y ENFERMERÍA

https://www.youtube.com/watch?v=betqa7zBQy8

Parte 2 - MATEMÁTICAS PARA MEDICINA Y ENFERMERÍA

https://www.youtube.com/watch?v=SL-XxriTkqM

ADMINISTRACIÓN DE MEDICAMENTOS - SESIÓN 5

https://www.youtube.com/watch?v=yJenz2Wexos

CAPITUL 5
CALCULO DE GOTEO

¿Que es el cálculo de goteo?

El cálculo de goteo es la técnica que se realiza para administrar al paciente una solución gota a gota a través de una vena por un tiempo determinado. → Goteo insuficiente puede provocar colapso circular y/o cardiovascular → Goteo excesivo puede ocasionar sobrecarga de líquidos.

Objetivo: Manejar las técnicas y conocimiento de la fórmula de cálculo de goteo para suministrar líquidos en forma precisa y exacta.

El cálculo de goteo es la técnica que se realiza para administrar al paciente una solución gota a gota a través de una vena por un tiempo determinado.

Ritmos de goteo

El ritmo de goteo (ggt/min) de la solución IV se determina con el número de gotas que pasan por la cámara de goteo al equipo de venoclisis. El factor de goteo (gotas por mililitro) está impreso en el equipo de venoclisis, ya sea macro gotero (10, 15 o 20 ggt/min), o micro gotero (60 ggt/min)

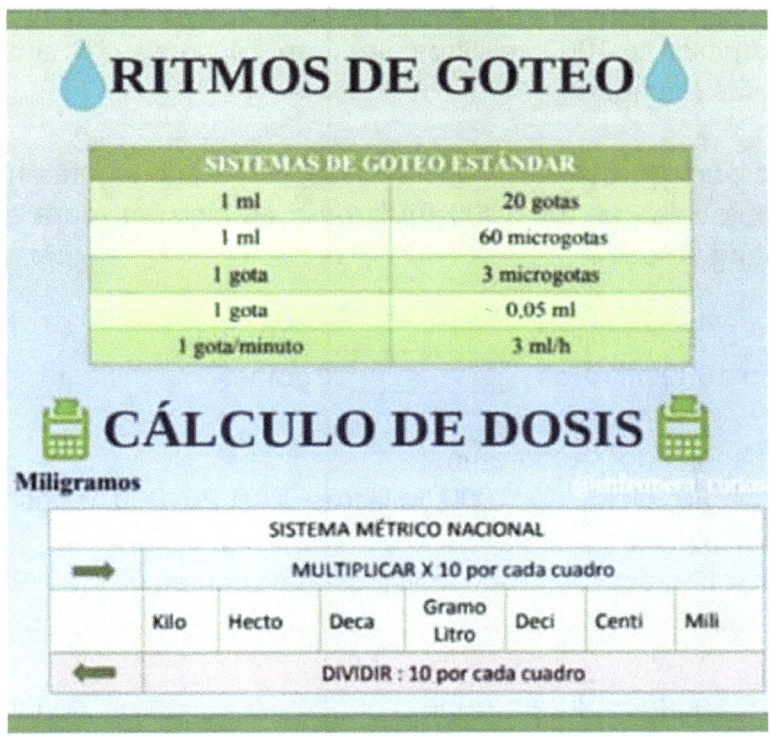

RITMOS DE GOTEO

SISTEMAS DE GOTEO ESTÁNDAR	
1 ml	20 gotas
1 ml	60 microgotas
1 gota	3 microgotas
1 gota	0,05 ml
1 gota/minuto	3 ml/h

CÁLCULO DE DOSIS

Miligramos

SISTEMA MÉTRICO NACIONAL							
➡	MULTIPLICAR X 10 por cada cuadro						
	Kilo	Hecto	Deca	Gramo Litro	Deci	Centi	Mili
⬅	DIVIDIR : 10 por cada cuadro						

Cuando el médico indica una hidratación, puede hacerlo de dos formas diferentes:

1. Administrar X mililitros de una solución determinada.
 La interrogante sería: ¿A cuántas gotas / minuto?

2. Administrar X mililitros de determinada solución a X gotas por minuto.
 En este caso la interrogante sería: ¿Cuántas horas debe durar la misma?

Veamos ahora la primera situación mediante un ejemplo: Administrar 1000 mililitros de... en 24 horas. ¿Cuántas gotas / minuto?

Lo primero que debemos conocer es cuántas gotas hay contenidas en los 1000 mililitros a administrar, para ello planteamos:

A). Si en 1 mililitro _____ 20 gotas
En 1000 mililitros _____ X gotas

Despejando X tendremos:
X = 20 Gotas X 1000 Mililitros X = 20 000 gotas. 1 mililitro
En el frasco de 1000 mililitros hay contenidas 20 000 gotas.

En segundo lugar debe conocer o recordar cuántos minutos hay en 24 horas, que es el tiempo que debe durar la hidratación indicada, para ello planteo:

B). Si en 1 hora _____ 60 minutos
En 24 horas _____ X minutos

Despejando X tendremos:
X = 24 horas x 60 minutos X = 1440 minutos
1 hora
O sea, que la hidratación indicada debe durar 1440 minutos.

Una vez determinada la cantidad de gotas contenidas en el frasco de 1000 mililitros (20 000 gotas9 y la cantidad de minutos comprendidos en 24 horas 8 1440 minutos), procederemos a dividir las primeras entre los segundos, así tendremos:

A = 20 000 gotas = 13,8 gotas / minuto B 1440 minutos
Como que 13,8 es una fracción, debo redondear dicha cifra, al aproximarse más al 14 que al 13, lo llevo a 14, por lo que serán 14 gotas / minuto a administrar.

Por tanto, una hidratación de 1000 mililitros a durar 24 horas, debe regularse a razón de 14 gotas / minuto.

Veamos a continuación la segunda situación en otro ejemplo:
Administrar 1000 mililitros de …….. a razón de 30 gotas / minuto. ¿Cuántas horas debe durar?

Al igual que en la primera situación, lo primero que debo determinar es cuántas gotas hay contenidas en la cantidad de mililitros indicados (1000), igualmente planteo:

A) 1 mililitro _____20 gotas
1000 mililitros _____ X gotas

Despejando X tendremos:
 X gotas = 1000 ml x 20 gotas X = 20 000 gotas
 1 ml

En esta segunda situación, lo otro que debo determinar es cuántas gotas pasarán en una hora (60 minutos), para ello planteo:

B). Si 30 gotas _____ 1 minuto
X gotas _____ 60 minutos

Despejando X tendremos:
X = 30 gotas x 60 minutos X = 1800 gotas 1 min.
O sea que a razón de 30gotas/ minuto, en una hora pasarán 1800 gotas.

Una vez conocidas las gotas contenidas en el frasco de 1000 mililitros (20 000 gotas) y la cantidad de gotas que pasarán en 1 hora a razón de 30 gotas/ minuto, para determinar las horas que debe durar la hidratación, debo dividir las primeras entre las segundas. Así tendremos:

A = 20 000 gotas = 11,1 = 11 horas
 1min
B 1800 gotas

Por tanto, una hidratación de 1000 mililitros a razón de 30 gotas / minuto debe durar 11 horas. A continuación algunos ejemplos nos ayudarán a ejercitarnos en el cálculo del goteo de la hidratación:

FORMULA DE CALCULO DE GOTEO

Para determinar el número de gotas de una hidratación: GOTAS = VOLUMEN HORAS X 3 Ejemplo: Administrar una hidratación de 500 mililitros a durar 6 horas.

Formula de calculo de goteo.

solución	tiempo	Cantidad de gotas	Respuesta
Cloruro de Sodio 0.9%1000cc	Pasar en 8 horas	41.6666 gtas	42 gtas x minuto
Solución Harman 250cc	Pasar en 8 horas	10.4166 gtas	10 gtas x minuto
Dextrosa al 10 % 500CC	Pasar en 8 horas	20.8333 gtas	21 gtas x minuto
DW al 5 % 1000cc	Pasar en 24 horas	13.8888 gtas	14 gtas x minuto

¿Cuál es la constante de un Microgotero?

Constante: Es una cifra única e invariable que se aplica a la fórmula de cálculo. La cifra es 3 para macrogoteo y 1 para microgoteo.

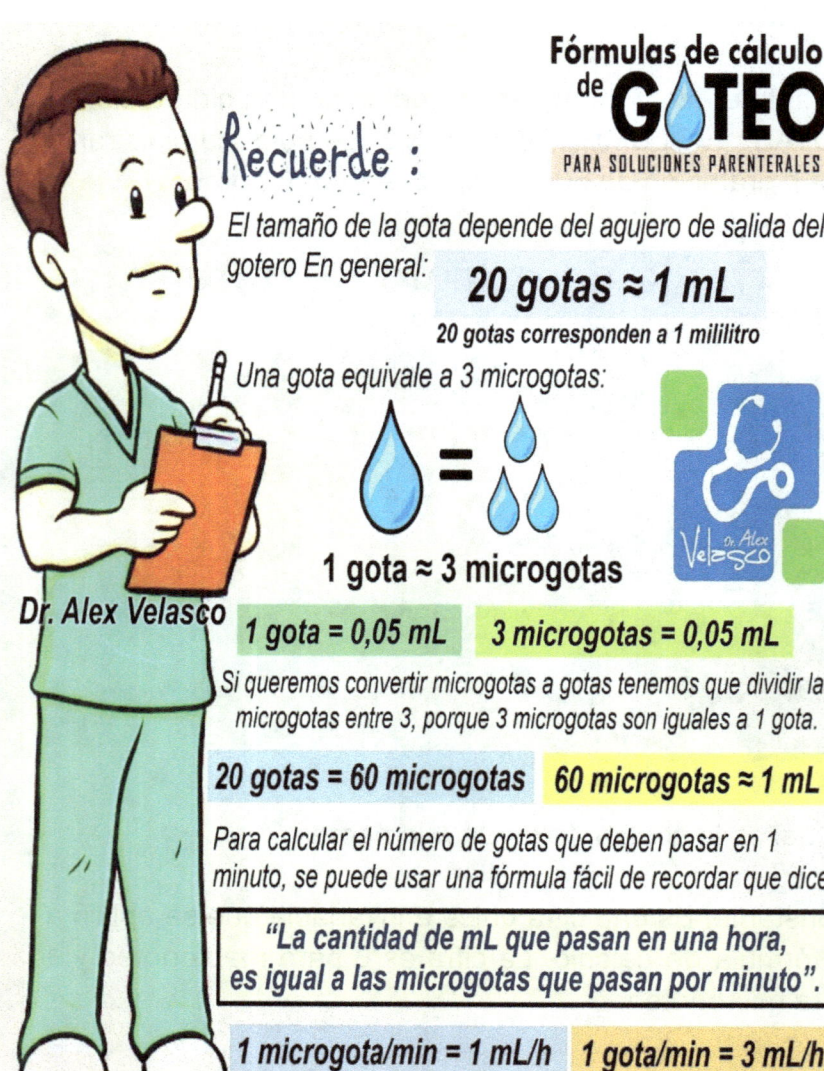

Fórmulas de cálculo de GOTEO

PARA SOLUCIONES PARENTERALES

Recuerde :

El tamaño de la gota depende del agujero de salida del gotero En general:

20 gotas ≈ 1 mL

20 gotas corresponden a 1 mililitro

Una gota equivale a 3 microgotas:

1 gota ≈ 3 microgotas

1 gota = 0,05 mL   **3 microgotas = 0,05 mL**

Si queremos convertir microgotas a gotas tenemos que dividir las microgotas entre 3, porque 3 microgotas son iguales a 1 gota.

20 gotas = 60 microgotas   **60 microgotas ≈ 1 mL**

Para calcular el número de gotas que deben pasar en 1 minuto, se puede usar una fórmula fácil de recordar que dice:

"La cantidad de mL que pasan en una hora, es igual a las microgotas que pasan por minuto".

1 microgota/min = 1 mL/h   **1 gota/min = 3 mL/h**

EJERCICIOS

el maravilloso mundo de las micro y macrogotas
CÁLCULO DE DOSIS @Creative_Nurse

Tienes que saber que...

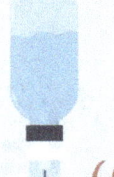

$$1 \text{ ml} = 60 \text{ microgotas}$$

$$1 \text{ ml} = 20 \text{ macrogotas}$$

Como lo calculamos

Ejemplo: cuantas microgotas por minuto necesito para pasar 500 ml de suero en 60 minutos

$$X = \frac{\overset{\text{ml de suero}}{500} \times \overset{\text{1 ml = 60 microgotas}}{60}}{\underset{\text{minutos}}{60}}$$

$$X = 500 \text{ microgotas/minuto}$$

Lo necesitas en ml/h...

$$\frac{\text{microgotas/minuto}}{=} \\ \text{mililitros/hora}$$

500 ml/h

Ejemplo: cuantas macrogotas por minuto necesito para pasar 500 ml de suero en 60 minutos

$$X = \frac{\overset{\text{ml de suero}}{500} \times \overset{\text{1 ml = 20 macrogotas}}{20}}{\underset{\text{minutos}}{60}}$$

$$X = 166.66 \text{ macrogotas/minuto}$$

Lo necesitas en ml/h...

166.66 macrogotas/minuto

multiplicalo x 3

500 ml/h

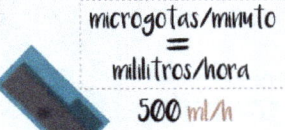

¿Cómo calcular el goteo por hora?

Si necesitas primero las gotas/min y después en ml/h solo tendrás que multiplicar por 3. Ejemplo: Tengo que pasar 2 sueros de 500 ml en 24 horas. Multiplicar 7 x 2 = 14 gotas/minuto. Ahora multiplico 14 x 3 y obtengo el ritmo en mililitros/hora que serían 42 ml/h.

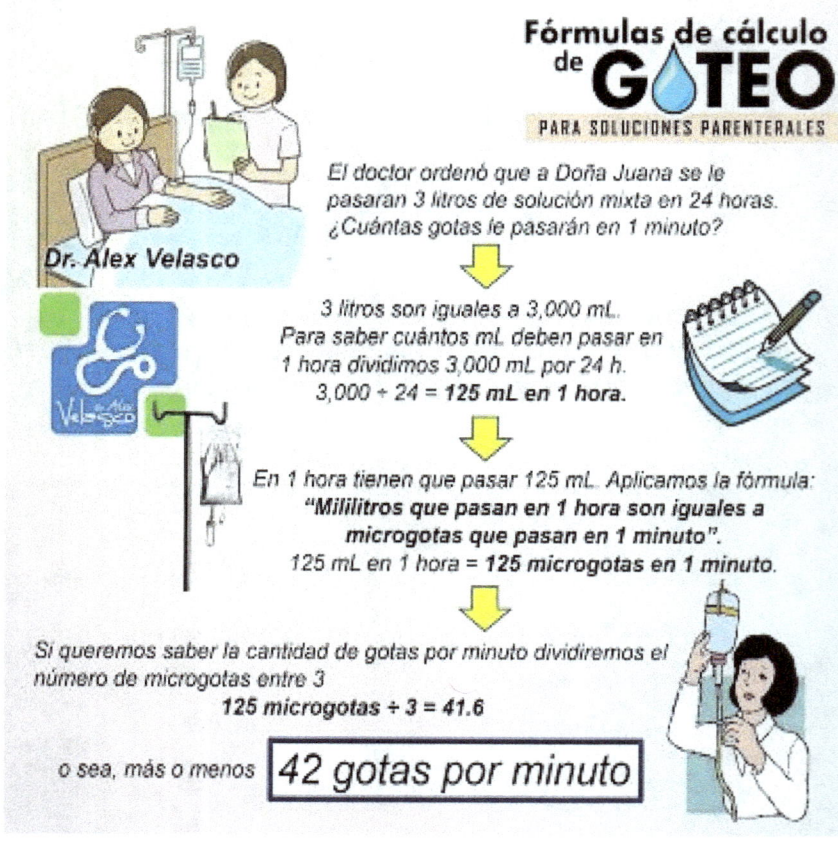

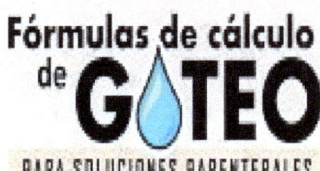

Fórmulas de cálculo de G⬤TEO

PARA SOLUCIONES PARENTERALES

Formula de GOTEO

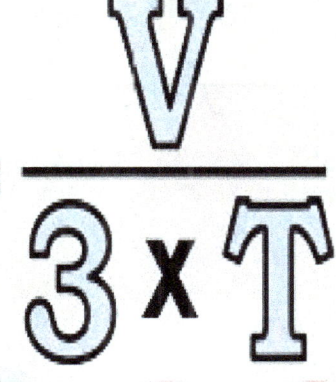

$$\text{GOTEO POR MINUTO} = \frac{V}{3 \times T}$$

V = Volumen en mililitros.

3 = Constante.

T = Tiempo en horas.

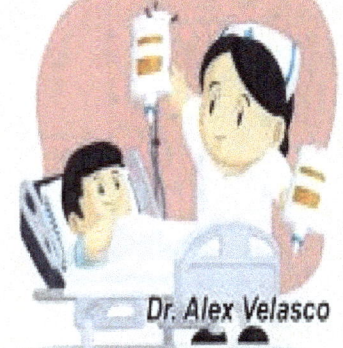

Dr. Alex Velasco

$$\text{Gotas por minuto} = \frac{\text{Volumen total de infusión (en mL)}}{3 \times \text{Tiempo total de infusión (en horas)}}$$

Fórmulas de cálculo de G🜄TEO

PARA SOLUCIONES PARENTERALES

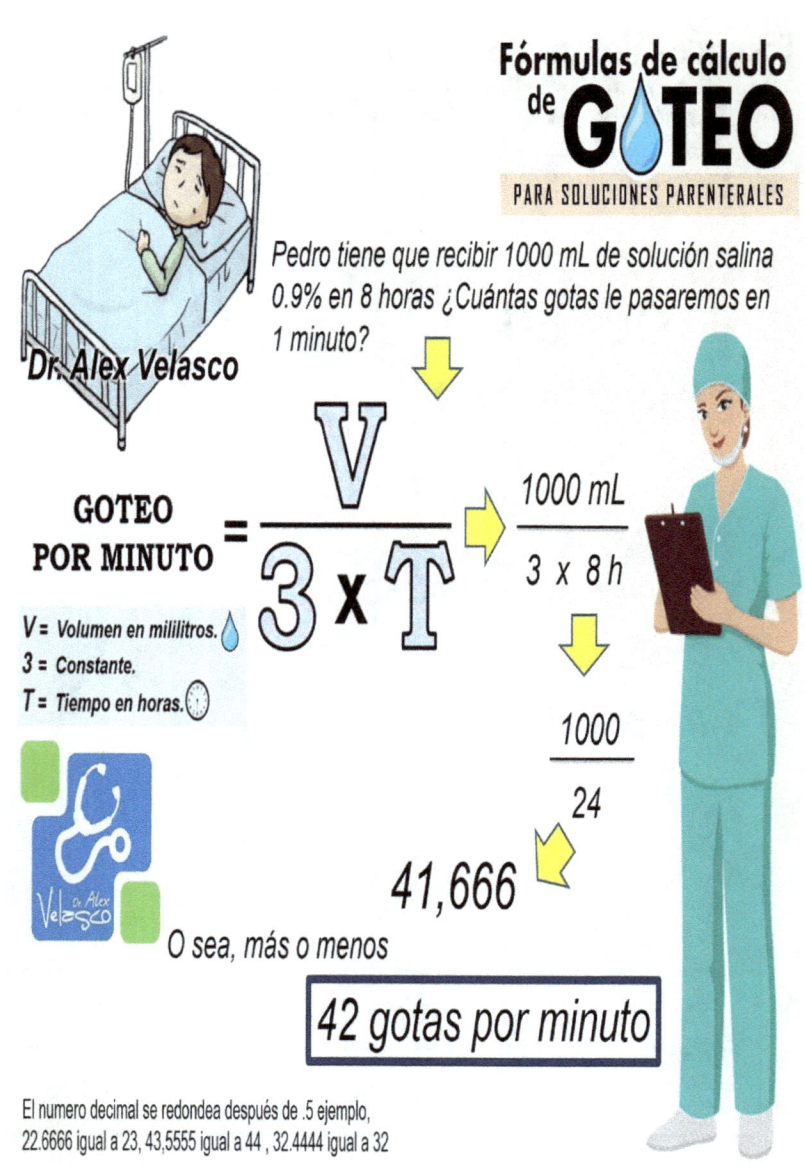

Pedro tiene que recibir 1000 mL de solución salina 0.9% en 8 horas ¿Cuántas gotas le pasaremos en 1 minuto?

Dr. Alex Velasco

$$\text{GOTEO POR MINUTO} = \frac{V}{3 \times T}$$

$$\frac{1000\ mL}{3 \times 8\ h}$$

V = Volumen en mililitros.
3 = Constante.
T = Tiempo en horas.

$$\frac{1000}{24}$$

41,666

O sea, más o menos

42 gotas por minuto

El numero decimal se redondea después de .5 ejemplo, 22.6666 igual a 23, 43,5555 igual a 44 , 32.4444 igual a 32

CALCULANDO   75

Formulas para calcular el
TIEMPO

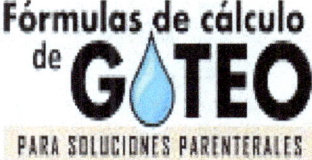

Fórmulas de cálculo
de **G⬤TEO**
PARA SOLUCIONES PARENTERALES

Opción 1

$$Tiempo\ (horas) = \frac{Volumen\ total\ (mL)}{Goteo \times 3}$$

Dr. Alex Velasco

Opción 2

$$Tiempo\ (horas) = \frac{Volumen\ total\ (mL) \times factor\ goteo}{Gotas\ por\ minuto \times 60\ minutos}$$

Opción 3

$$Tiempo\ (minutos) = \frac{Volumen\ total\ (mL) \times factor\ goteo}{Gotas\ por\ minuto}$$

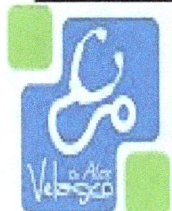

Factor goteo = 20

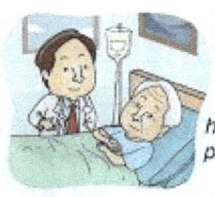

Juan tiene que recibir 1000 mL de solución salina al 0.9% en 24 horas ¿Cuántas gotas le pasaremos en 1 minuto?

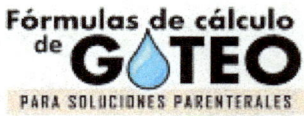

Fórmulas de cálculo de **G⬤TEO**

PARA SOLUCIONES PARENTERALES

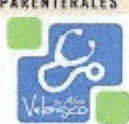

Gotas por minuto
Formula 2

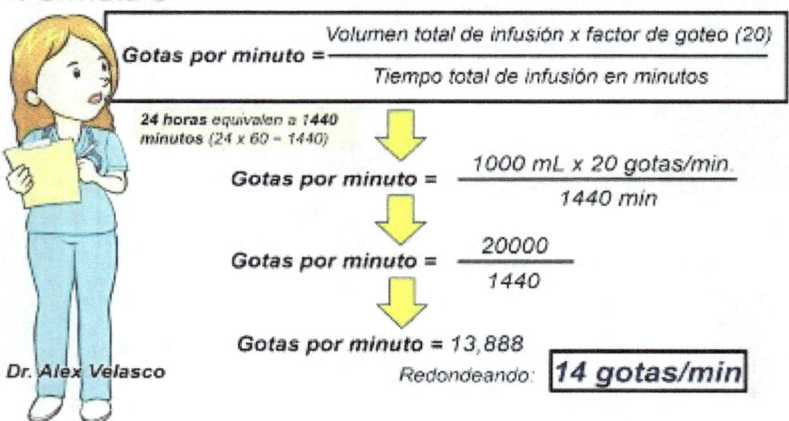

$$\text{Gotas por minuto} = \frac{\text{Volumen total de infusión x factor de goteo (20)}}{\text{Tiempo total de infusión en minutos}}$$

24 horas equivalen a 1440 minutos (24 x 60 = 1440)

$$\text{Gotas por minuto} = \frac{1000\ mL \times 20\ gotas/min.}{1440\ min}$$

$$\text{Gotas por minuto} = \frac{20000}{1440}$$

Gotas por minuto = 13,888

Redondeando: **14 gotas/min**

Dr. Alex Velasco

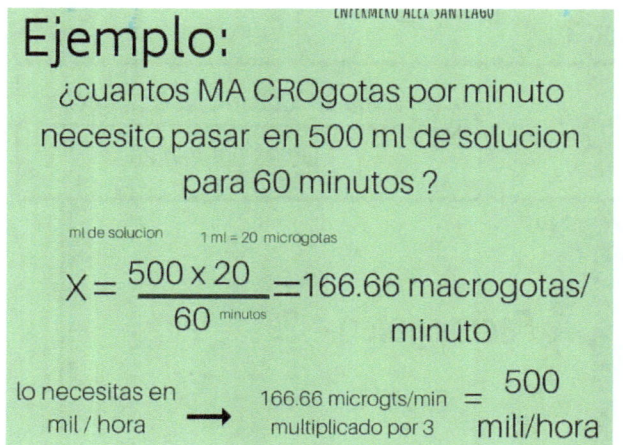

Ejemplo:

ENFERMERO ALEX SANTIAGO

¿cuantos MA CROgotas por minuto necesito pasar en 500 ml de solucion para 60 minutos ?

ml de solucion   1 ml = 20 microgotas

$$X = \frac{500 \times 20}{60\ _{minutos}} = 166.66\ \text{macrogotas/minuto}$$

lo necesitas en mil / hora ⟶   166.66 microgts/min multiplicado por 3 $= \frac{500}{\text{mili/hora}}$

Paciente requiere Solución Polielectrolítica 500 ml en 4 horas, por indicación médica. ¿A cuantas gotas por minuto debe pasar, si usted cuenta con un equipo de macrogoteo?

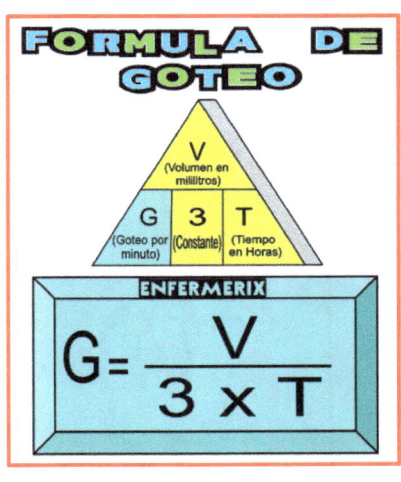

SOLUCIÓN

1) Transcribimos los datos a la fórmula.

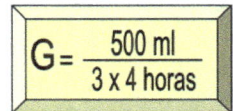

$$G = \frac{500\ ml}{3 \times 4\ horas}$$

2) Resolvemos matemáticamente.

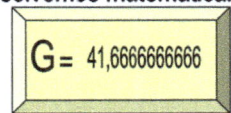

$$G = 41,6666666666$$

3) Respuesta: 42 gotas/ minuto

¡Facilísima!

ENFERMERIX

RESUMEN

Ejemplo gotas:

ENFERMERO ALEX SANTIAGO

paciente tiene que recibir 1000 mL de solución salina 0.9% en 8 horas ¿Cuántas gotas le pasaremos en 1 minuto?

$$\frac{\text{Goteo por}}{\text{minuto}} = \frac{V}{3 \times T} = \frac{1000\ ml}{3 \times 8\ horas}$$

$$= 41.66 = \boxed{\textbf{42 gotas por minuto}}$$

FÓRMULA PARA CALCULAR EL GOTEO	➤ V volumen (mililitros) ➤ 3 constante. ➤ T tiempo (horas)
$$\dfrac{V}{3\,(T)}$$	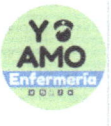

FÓRMULA PARA CALCULAR EL VOLUMEN	FÓRMULA PARA CALCULAR EL TIEMPO
(Gotas) (3) (T)	$$\dfrac{V}{(Gotas)\,3}$$

GOTEO SIMPLE

Fórmula de goteo simple

$$\frac{CC \times 20}{horas \times 60} = gts \times min$$

Ejemplo: pasar 500 cc de sol mixta en 4 horas.

$$\frac{500 \times 20}{4 \times 60} = \frac{10\,000}{240} = 42\ gttsxmin$$

Entonces son 42 gotas por minuto

EJEMPLO DE MACROGOTEO

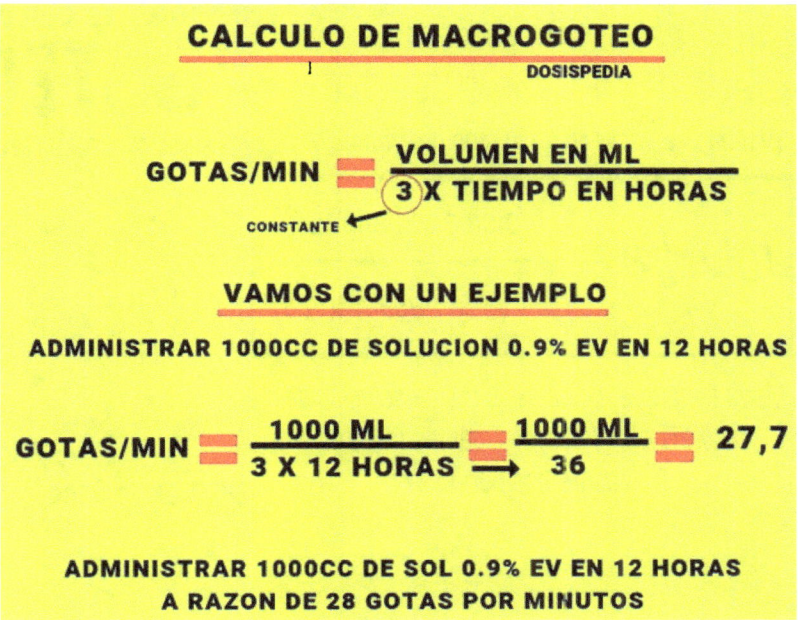

CALCULO DE MACROGOTEO

DOSISPEDIA

$$GOTAS/MIN = \frac{VOLUMEN\ EN\ ML}{3\ X\ TIEMPO\ EN\ HORAS}$$

CONSTANTE

VAMOS CON UN EJEMPLO

ADMINISTRAR 1000CC DE SOLUCION 0.9% EV EN 12 HORAS

$$GOTAS/MIN = \frac{1000\ ML}{3\ X\ 12\ HORAS} \longrightarrow \frac{1000\ ML}{36} = 27,7$$

ADMINISTRAR 1000CC DE SOL 0.9% EV EN 12 HORAS
A RAZON DE 28 GOTAS POR MINUTOS

Velocidad de infusión

Método 1

1 Obtener los ml/hr

$$\frac{Cantidad\ de\ solución\ (ml)}{Número\ de\ horas\ (hrs)} = \_\_\_\_\ ml/hr.$$

CALCULO DE VELOCIDAD DE INFUSION

(Volumen a pasar en un tiempo determinado)

Fórmulas de cálculo de G⬤TEO

PARA SOLUCIONES PARENTERALES

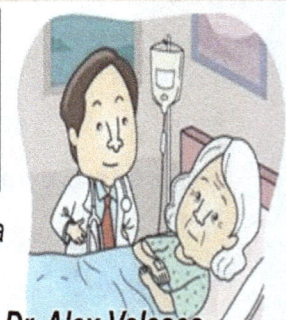

$$mL/Hra = \frac{Volumen\ total\ (mL)}{Tiempo\ a\ pasar\ (horas)}$$

María tiene que recibir 1000 mL de solución salina al 0.9% en 24 horas ¿Cuántas mililitros le pasaremos por hora?

Dr. Alex Velasco

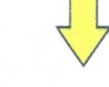

$$mL/Hra = \frac{1000\ mL}{24\ horas}$$

$$mL/Hra = 83,333\ mL/Hra$$

$$\boxed{83\ mL/Hra}$$

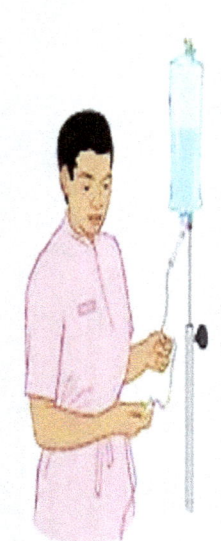

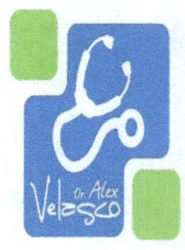

OTRO EJEMPLO

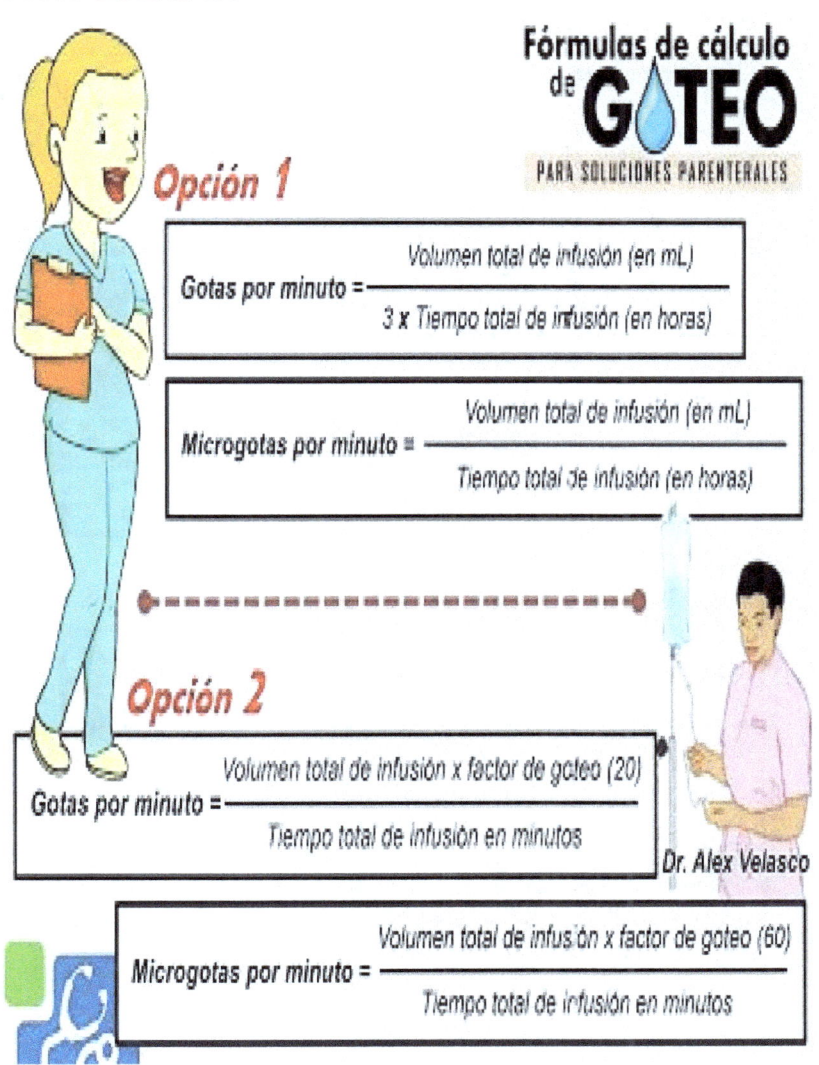

Fórmulas de cálculo de GOTEO
PARA SOLUCIONES PARENTERALES

Opción 1

$$\text{Gotas por minuto} = \frac{\text{Volumen total de infusión (en mL)}}{3 \times \text{Tiempo total de infusión (en horas)}}$$

$$\text{Microgotas por minuto} = \frac{\text{Volumen total de infusión (en mL)}}{\text{Tiempo total de infusión (en horas)}}$$

Opción 2

$$\text{Gotas por minuto} = \frac{\text{Volumen total de infusión} \times \text{factor de goteo (20)}}{\text{Tiempo total de infusión en minutos}}$$

Dr. Alex Velasco

$$\text{Microgotas por minuto} = \frac{\text{Volumen total de infusión} \times \text{factor de goteo (60)}}{\text{Tiempo total de infusión en minutos}}$$

RESUMEN DE FÓRMULAS

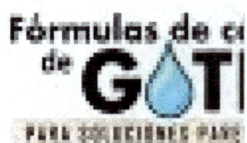

Formulas para calcular el
VOLUMEN

Opción 1

$$Volumen\ (mL) = gotas \times 3 \times tiempo\ (horas)$$

Opción 2

$$Volumen\ (mL) = \frac{Gotas\ por\ minuto \times tiempo\ total\ (minutos)}{Factor\ de\ goteo}$$

Opción 3

$$Volumen\ (mL) = \frac{Gotas\ por\ minuto \times tiempo\ (horas) \times 60\ (minutos)}{Factor\ de\ goteo\ (gotas/mL)}$$

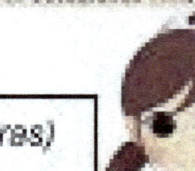

Cantidad de solución × factor de goteo (cantidad de gotas contenidas en 1 mL según el equipo)

Número de horas × 60 (min)

$$Ej: \frac{1\,000 \times 20}{8 \times 60} = \frac{20\,000}{480} = 41\ o\ 42\ gotas/min$$

Fórmulas para volumen total y tiempo

VOLUMEN TOTAL (ml) = $\dfrac{\text{GOTAS POR MINUTO X TIEMPO TOTAL (minutos)}}{\text{FACTOR DE GOTEO}}$

VOLUMEN TOTAL (ml) = $\dfrac{\text{GOTAS POR MINUTO X TIEMPO (hrs) X 60 (minutos)}}{\text{FACTOR DE GOTEO (gotas/ml)}}$

TIEMPO TOTAL (minutos) = $\dfrac{\text{VOLUMEN TOTAL (ml) X FACTOR DE GOTEO}}{\text{GOTAS POR MINUTO}}$

TIEMPO TOTAL (horas) = $\dfrac{\text{VOLUMEN TOTAL (ml) X FACTOR DE GOTEO}}{\text{GOTAS POR MINUTO X 60 MINUTOS}}$

Constantes y equipos:

Equipo	gotas x ml.	constante
Macrogotero	25	2.4
	20	3
	15	4
Microgotero	60	1
Metriset	60	1

ENFERMERO ALEX SANTIAGO

FORMULAS DE CALCULO DE GOTEO DE SUEROS LIQUIDOS

$$\text{VOLUMEN TOTAL (ml)} = \frac{\text{GOTAS POR MINUTO X TIEMPO TOTAL (minutos)}}{\text{FACTOR DE GOTEO}}$$

$$\text{VOLUMEN TOTAL (ml)} = \frac{\text{GOTAS POR MINUTO X TIEMPO (hrs) X 60 (minutos)}}{\text{FACTOR DE GOTEO (gotas/ml)}}$$

$$\text{GOTAS POR MINUTO} = \frac{\text{VOLUMEN TOTAL (ml) X FACTOR DE GOTEO}}{\text{TIEMPO TOTAL (minutos)}}$$

$$\text{GOTAS POR MINUTO} = \frac{\text{VOLUMEN TOTAL (ml) X FACTOR DE GOTEO (gotas/ml)}}{\text{TIEMPO (hrs) X 60 (minutos)}}$$

$$\text{TIEMPO TOTAL (minutos)} = \frac{\text{VOLUMEN TOTAL (ml) X FACTOR DE GOTEO}}{\text{GOTAS POR MINUTO}}$$

$$\text{TIEMPO TOTAL (horas)} = \frac{\text{VOLUMEN TOTAL (ml) X FACTOR DE GOTEO}}{\text{GOTAS POR MINUTO X 60 MINUTOS}}$$

CALCULANDO 85

RELACIÓN DE GOTEO PARA SOLUCIONES PARENTERALES

HORAS	GOTAS / MINUTO			ML / MINUTO		
	1000 ML	500 ML	250 ML	1000 ML	500 ML	250 ML
1			83			4.2
2		83	42		4.2	2.1
3		55	28		2.8	1.4
4	83	42	21	4.2	2.1	1
5	67	33	17	3.3	1.7	0.8
6	56	28	14	2.8	1.4	0.7
7	48	24	12	2.4	1.2	0.6
8	42	21	10	2.1	1	0.5
9	37	18	9	1.8	0.9	0.5
10	33	17	8	1.7	0.8	0.4
11	30	15	8	1.5	0.7	0.4
12	28	14	7	1.4	0.7	0.3
13	26	13	6	1.3	0.6	0.3
14	24	12	6	1.2	0.6	0.3
15	22	11	6	1.1	0.5	0.3
16	21	10	5	1	0.5	0.3
17	20	10	5	1	0.5	0.2
18	19	9	5	0.9	0.5	0.2
19	18	9	4	0.9	0.4	0.2
20	17	8	4	0.8	0.4	0.2
21	16	8	4	0.8	0.4	0.2
22	15	8	4	0.8	0.4	0.2
23	14	7	4	0.7	0.4	0.2
24	14	7	3	0.7	0.4	0.2

Dr. Alex Velasco

CALCULANDO 86

Recuerde 1

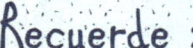
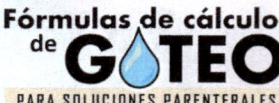

Recuerde :

Fórmulas de cálculo de G⬤TEO

PARA SOLUCIONES PARENTERALES

1 Kg *(Un Kilogramo)* = **1,000 g** *(mil gramos).*
Un Kilo o Kilogramo es igual a mil gramos.

1 g *(un gramo)* = **1,000 mg** *(mil miligramos).*
Un gramo es igual a mil miligramos.

1 mg *(un miligramo)* = **1.000 μg** *(mil microgramos)*
Un miligramo es igual a mil microgramos

Para convertir gramos a miligramos. Multiplique los gramos x 1000

Para convertir miligramos a gramos. Divida los miligramos entre 1000

1 Kg = 2.2 libras   1 lb = 454 g
Para pasar de kilogramo a libra.
hay que multiplicar los kilogramos por 2.2.

1 L *(Un litro)* = **1,000 mL** *(mil mililitros).*
Un litro es igual a mil mililitros.

1 mL = 1 cc
Un mililitro es igual a un centímetro cúbico

Dr. Alex Velasco *Para convertir litros a mililitros. Multiplique los litros x 1000*

Para convertir mililitros a litros. Divida los mililitros entre 1000

Recuerde 2

SIGNIFICADO DE LAS SIGLAS DE LA FÓRMULA

Gts	gotas por minuto
Mgts	microgoteo por minuto
Vt	volumen total de infusión
T	tiempo total de infusión
3	constante (factor de goteo)
20	constante (factor de goteo)
60	constante (factor de goteo)

CONSTANTES
EN EL GOTEO

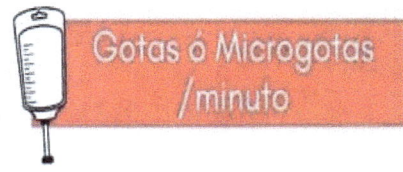

Gotas ó Microgotas /minuto

💡 DATO CURIOSO

La **Constante** *depende* del **equipo de venoclisis a utilizar** (Normogotero, Microgotero, Metriset) y de su **número** determinado de **gotas/mL**.

Para **obtener** la *constante* para los diferentes equipos:
Resulta **dividir** 60 minutos por el numero gotas que **equivale** un centimetro cúbico (1ml) del equipo a utilizar.

Equipo	Gotas/mL o cm3	Fórmula	Constante
Macrogotero	10 Gotas/mL	60 ÷ 10	6
Macrogotero	15 Gotas/mL	60 ÷ 15	4
Macrogotero	20 Gotas/mL	60 ÷ 20	3
Macrogotero	25 Gotas/mL	60 ÷ 25	2.4
Microgotero	60 microgotas/mL	60 ÷ 60	1

Fórmula que aplica ⟶ $$\frac{\text{Volumen (mL)} + \text{Tiempo (Hrs)}}{\text{Constante**}}$$

Fuente: Reyes E. (2015). Fundamentos de Enfermería. Ciencia, Metodología y Tecnología. Manual Moderno. México. Pág. 339. / Álvarez F. (2010) Pautas de manejo en cirugía pediátrica. Telesalud.

RESUMEN DE FÓRMULAS

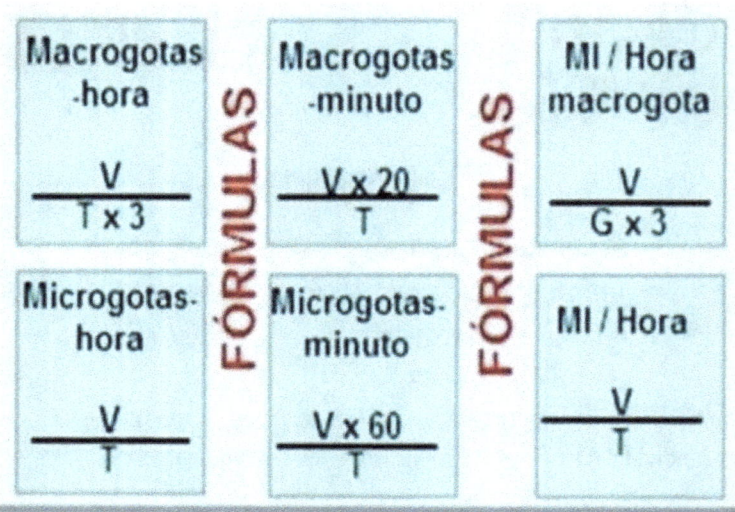

EJERCICIOS

i) 1 ampolla de 20 cc de gluconato de calcio al 10%

Paso 1

Convertimos esta concentración a g/L de la siguiente manera:

0,1 L   ....   10 g
0,02 L   X   ➡ $X = 2 g/L$

Paso 2

Remplazamos este valor en la expresión:

mOsmol/L = [2 g/L / 420 g/mol] x 3 x 1000 ➡ **14,28 mOsmol/L**

500 ml de dextrosa en 8 hrs

$$\frac{V\ 500}{3 \times T8} = \frac{V\ 500}{24} = 20.83$$

Redondeamos a:
21 gotas x minuto

EJERCICIOS DE CALCULO DE GOTEO

1. Maria Fernández, 52 años post operada de Colecistectomia tradicional, queda con indicación de: Suero Glucosado al 5% 2500 cc + 4 NaCl + 4 KCl por litro para 24 horas.

   a) Al respecto haga la distribución de la hidratación y sus correspondientes electrolitos.

   b) Calcule la tasa de infusión para 24 horas a pasar en BIC(Bomba de Infusión Contínua.(ml/h)

   c) Indique tasa de perfusión en gotas por minuto,si es que usted no tiene BIC Disponible.

   RESPUESTAS:

   a) _____
   _____
   _____

   b) _____ml/h
   c) _____gotas x'

2. Don Pedro Ramírez, ingresa a la Unidad de Paciente Crítico con el diagnostico de HDA(Hemorragia Digestiva Alta),trae indicación de hidratación con Suero Glucosalino a 84 ml/h + electrolitos, al respecto:

   a) Señale cuanto es el total de Suero Glucosalino que usted requiere para 24 horas para llevar a cabo dicha indicación.

   RESPUESTA:

   a) ___2 litros_____

3. Hilda Gómez, ingresa a Inducción de parto y se le indica un goteo a 21 gotas x' por 12 horas.

   a) Indique el volumen total indicado a la paciente.

   RESPUESTA:

   a) __1000_____

4. Usted debe pasar Vancomicina 1 gramo en 250 cc de Suero Glucosado al 5%,en una Una hora.

   a) cual es el goteo que debe programar para cumplir la indicación.

¿Como HACER el calculo de goteo? EJERCICIOS/Microgotero y Normogotero Factor Goteo! ENFERMERIA

https://www.youtube.com/watch?v=O0_q2evdmEg

CÁLCULO DE GOTEO POR MINUTO, MICROGOTAS POR MINUTO | VOLUMEN | TIEMPO - FÓRMULA

https://www.youtube.com/watch?v=V4Dm2qBw154

CAPÍTULO 6
SUEROTERAPIA

Una vez que sepas realizar los cálculos para poner correctamente el ritmo a tus sueros. Esta regla nemotécnica te ayudará a recordarlo.

Ejemplo: Tenemos que pasar 2 sueros de 500 ml en 24 horas, o lo que es lo mismo, 1000 ml de suero al día. ¿A qué ritmo de goteo tendré que ponerlo? Fácil,

Multiplica el número de sueros x2 y obtienes el primer número del ritmo que te hará recordar el segundo. Además si te das cuenta el resto de números también van correlativos (más o menos).

Si sabemos lo que tarda en pasar un suero de 500 ml en 24 horas, que son 7 gotas/minuto. Podremos usar la siguiente regla. Multiplicar 7 por el número de sueros que tenemos que pasar.

Esta regla es muy útil si nos preguntan el ritmo en gotas/minuto. Si necesitas primero las gotas/min y después en ml/h solo tendrás que multiplicar por 3.
Ejemplo: Tengo que pasar 2 sueros de 500 ml en 24 horas. Multiplicar 7 x 2 = 14 gotas/minuto. Ahora multiplico 14 x 3 y obtengo el ritmo en mililitros/hora que serían 42 ml/h.

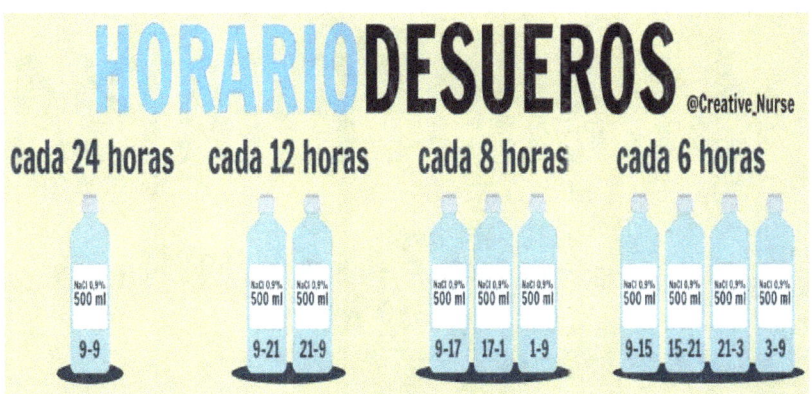

HORARIODESUEROS @Creative_Nurse

cada 24 horas   cada 12 horas   cada 8 horas   cada 6 horas

NaCl 0,9% 500 ml — 9-9

NaCl 0,9% 500 ml — 9-21   NaCl 0,9% 500 ml — 21-9

NaCl 0,9% 500 ml — 9-17   NaCl 0,9% 500 ml — 17-1   NaCl 0,9% 500 ml — 1-9

NaCl 0,9% 500 ml — 9-15   NaCl 0,9% 500 ml — 15-21   NaCl 0,9% 500 ml — 21-3   NaCl 0,9% 500 ml — 3-9

para calcular ml/h

Tenemos que pasar 1500 ml de suero en 24 horas

$$\frac{\text{Volumen total}}{\text{Horas totales}} = ml/h \quad \blacktriangleright\blacktriangleright \quad \frac{1500}{24} = 62,5$$

63 ml/h

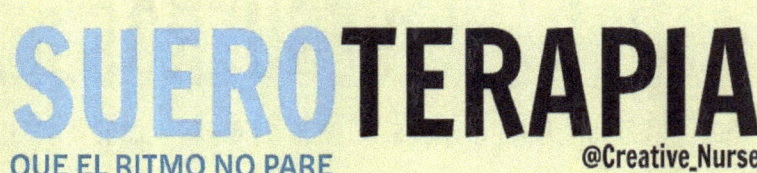

SUEROTERAPIA

QUE EL RITMO NO PARE

@Creative_Nurse

Enfermería Creativa
@enfermeriacreativa
@creanurse
@Creative_Nurse

Tengo que pasar **2** sueros de 500 ml en 24 h

multiplica el número de sueros x 2 = **42 ml/h**

Tengo que pasar **3** sueros de 500 ml en 24 h

multiplica el número de sueros x 2 = **62 ml/h**

Tengo que pasar **4** sueros de 500 ml en 24 h

multiplica el número de sueros x 2 = **83 ml/h**

Tengo que pasar **5** sueros de 500 ml en 24 h

multiplica el número de sueros x 2 = **104 ml/h**

Tengo que pasar **6** sueros de 500 ml en 24 h

multiplica el número de sueros x 2 = **125 ml/h**

Tengo que pasar **7** sueros de 500 ml en 24 h

multiplica el número de sueros x 2 = **146 ml/h**

CALCULADORA ON LINE

https://www.salusone.app/explora/calculadoras

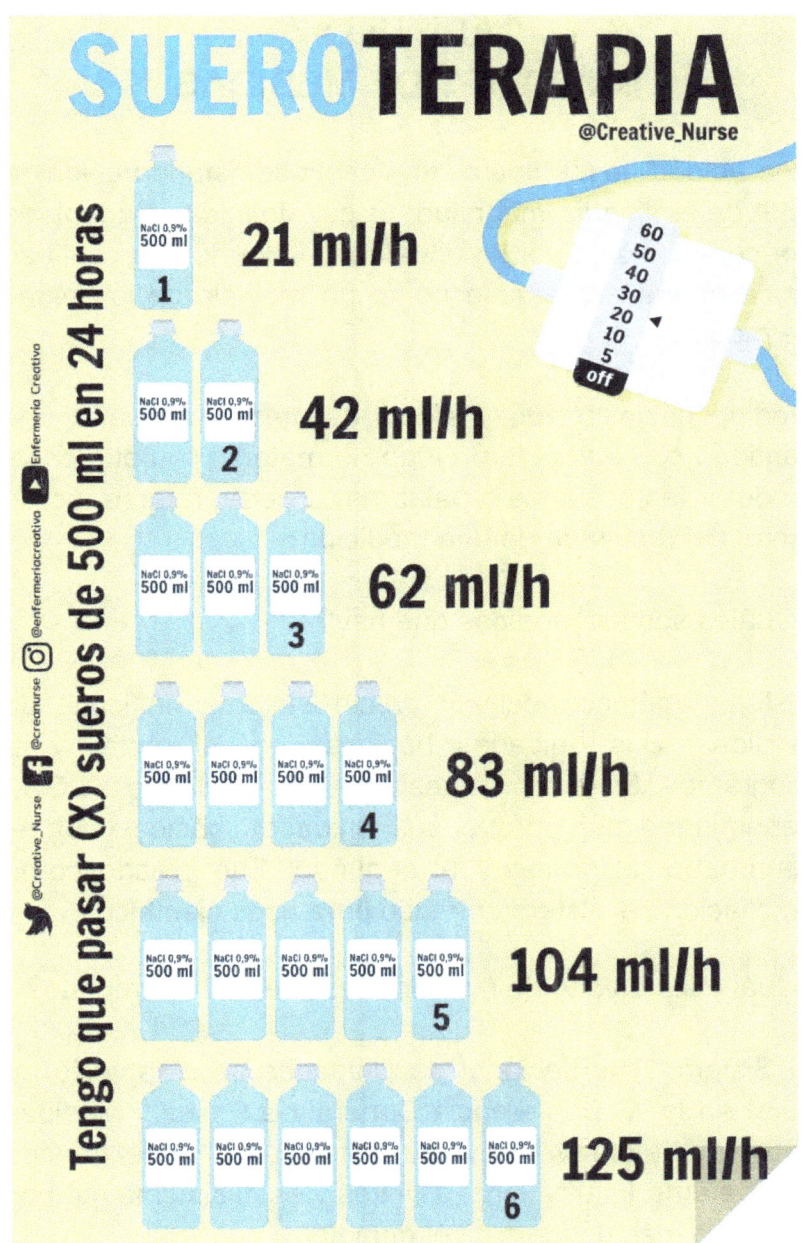

CAPÍTULO 7
UNIDADES DE MEDIDAS

Una unidad de medida es una cantidad estandarizada de una determinada magnitud física, definida y adoptada por convención o por ley. Cualquier valor de una cantidad física puede expresarse como un múltiplo de la unidad de medida

Medida es la acción y efecto de medir (comparar una cantidad con su unidad o algo no material con otra cosa; moderar las acciones o palabras). Puede tratarse, por lo tanto, del resultado de una medición.

¿Cuáles son las medidas que hay?

Sistema métrico decimal: primer sistema unificado de medidas. Sus unidades básicas son: el metro y el kilogramo. Sistema Cegesimal de Unidades (CGS): denominado así porque sus unidades básicas son el centímetro, el gramo y el segundo. Fue creado como ampliación del sistema métrico para usos científicos.

¿Cuál es la unidad de medida más usada en el mundo?

El Sistema Internacional de Unidades se estableció en 1960 en la XI Conferencia General de Pesos y Medidas (CGPM). Se abrevia universalmente como SI, del francés Le Système International d'Unités y es el sistema métrico moderno más usado a nivel mundial.

MÚLTIPLOS Y SUBMÚLTIPLOS DEL SISTEMA DECIMAL

÷ 1000 ⬤⬤ cúbicos³ ⬤⬤ x 1000
÷ 100 ⬤⬤ cuadrados² ⬤⬤ x 100
÷ 10 ⬤⬤ unidades ⬤⬤ x 10

Kilometro	Hectometro	Decametro	**Metro**	decímetro	centímetro	milímetro
Km	**Hm**	**Dam**	**m**	**dm**	**cm**	**mm**
Kilogramo	Hectogramo	Decagramo	**Gramo**	decigramo	centigramo	miligramo
Kg	**Hg**	**Dag**	**g**	**dg**	**cg**	**mg**
Kilolitro	Hectolitro	Decalitro	**Litro**	decílitro	centílitro	milílitro
Kl	**Hl**	**Dal**	**l**	**dl**	**cl**	**ml**

LAS MEDIDAS DE PESO

De acuerdo al Sistema Internacional, la medida estándar de peso es el gramo (g) el cual es considerado como la unidad de referencia del sistema métrico decimal. Este tiene como múltiplos: El decagramo (Dg), hectogramo (Hg) y el kilogramo (Kg) que representan 10, 100 y 1000 gramos netos respectivamente.

MEDIDAS DE PESO: Unidades KILOGRAMO y GRAMO		
Nombres	**Abreviaturas**	**Equivalencia a KILOS Y GRAMOS**
Tonelada Métrica	Tm	1000 kilos
Quintal Métrico	Qm	100 kilos
Kilogramo	Kg	1000 gramos
Hectogramo	Hg	100 gramos
Decagramo	Dg y también Dag	10 gramos
gramo	g	1 gramo
Decigramo	dg	0,1 gramos
Centigramo	cg	0,01 gramos
Miligramo	mg	0,001 gramos

AulaFacil.com

Representaciones

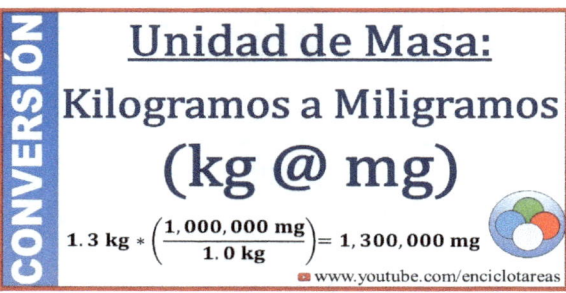

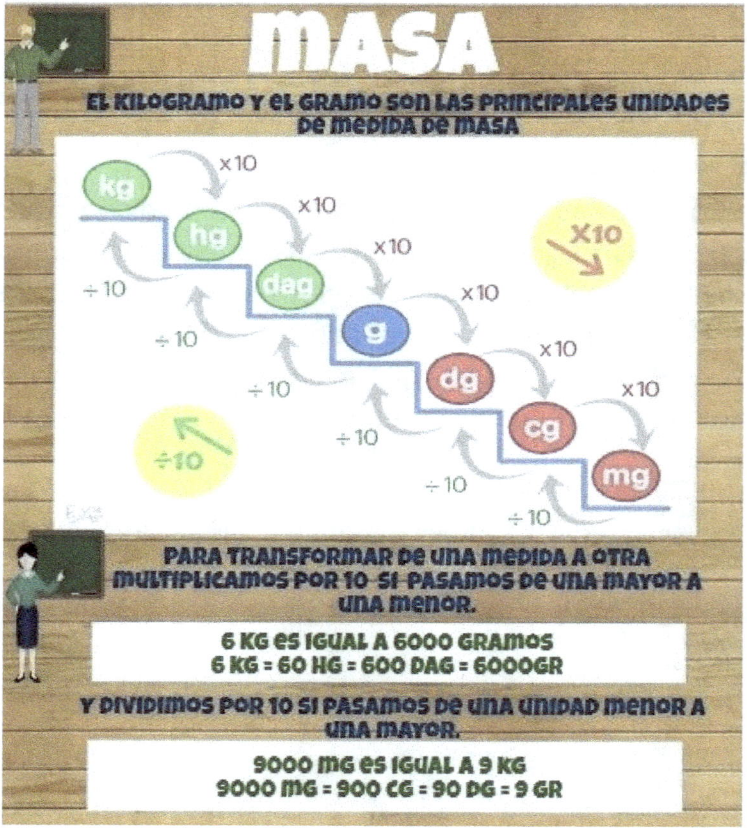

MASA

EL KILOGRAMO Y EL GRAMO SON LAS PRINCIPALES UNIDADES DE MEDIDA DE MASA

kg ×10
hg ×10
÷10 dag ×10
÷10 g ×10
÷10 dg ×10
÷10 cg ×10
÷10 mg
÷10

X10

÷10

PARA TRANSFORMAR DE UNA MEDIDA A OTRA MULTIPLICAMOS POR 10 SI PASAMOS DE UNA MAYOR A UNA MENOR.

6 KG ES IGUAL A 6000 GRAMOS
6 KG = 60 HG = 600 DAG = 6000GR

Y DIVIDIMOS POR 10 SI PASAMOS DE UNA UNIDAD MENOR A UNA MAYOR.

9000 MG ES IGUAL A 9 KG
9000 MG = 900 CG = 90 DG = 9 GR

Unidades de medida: MASA

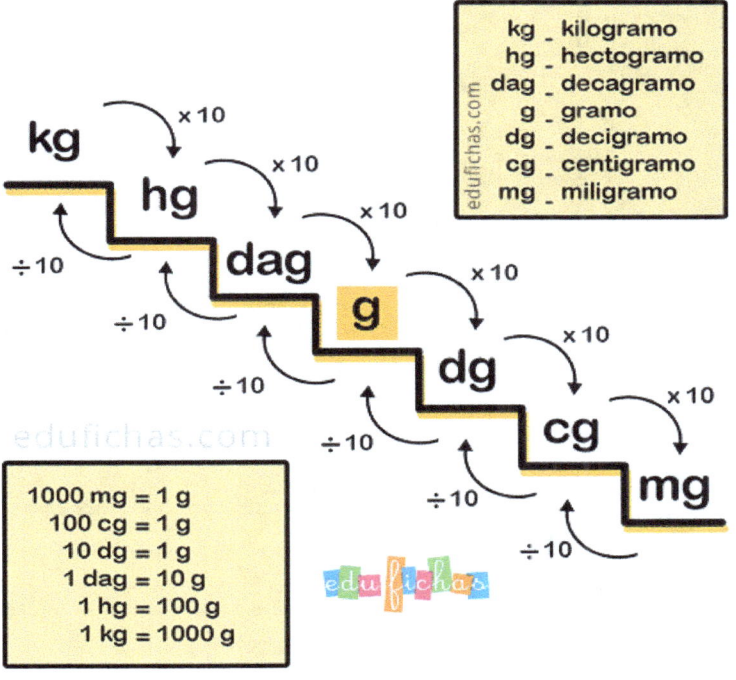

kg _ kilogramo
hg _ hectogramo
dag _ decagramo
g _ gramo
dg _ decigramo
cg _ centigramo
mg _ miligramo

1000 mg = 1 g
100 cg = 1 g
10 dg = 1 g
1 dag = 10 g
1 hg = 100 g
1 kg = 1000 g

Las medidas de peso

Para medir **pesos pequeños**, como los medicamentos,
se utilizan fundamentalmente dos medidas: el **gramo** y el **miligramo**.

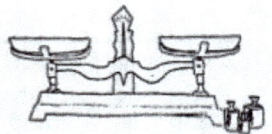

El **gramo** se escribe **g**

El **miligramo** se escribe **mg**

1 g (un gramo) = **1,000 mg** (mil miligramos).
Un gramo es igual a mil miligramos.

Ejemplo:

1 tableta de ASPIRINA adultos pesa 500 miligramos de ASA (500 mg ó 0.5 g).
1 tableta de ASPIRINA infantil pesa 100 miligramos de ASA (100 mg ó 0.1 g).

Hay medicamentos que los miden en **Unidades Internacionales: UI.**

Ejemplo:

PENICILINA 1,600,000 UI. (Un millón seiscientas mil unidades) =   1 **g**
PENICILINA   400,000 UI. (Cuatrocientas mil unidades) =   250 **mg**

Para medir **pesos mayores**, como a las personas,
se debe utilizar normalmente el Kilogramo.

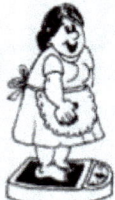

1 Kilogramo se escribe **Kg**

1 Kg (Un Kilogramo) = **1,000 g** (mil gramos).
Un Kilo o Kilogramo es igual a mil gramos.

Ejemplo:

Doña Juana pesa 70 kg.
Su hijo Juanito 10 kg y 500 gramos (10.5 kg).

Nota: Las medidas del sistema métrico decimal, g, mg, Kg, etc.,
son las que se usan como referencia en todo el mundo.

Hay otra medida que todavía se usa para expresar el peso

La **libra** se escribe **lb**
1 Kg = 2.2 libras   **1 lb = 454 g**

Para pasar de **kilogramo a libra**,
hay que **multiplicar los kilogramos por 2.2**

Ejemplo:

Doña Juana pesa 154 libras, o sea, 154 / 2.2 = 70 kg
Juanito pesa 10.5 kg, o sea, 10.5 x 2.2 = 23.1 libras

Ejercicios 1

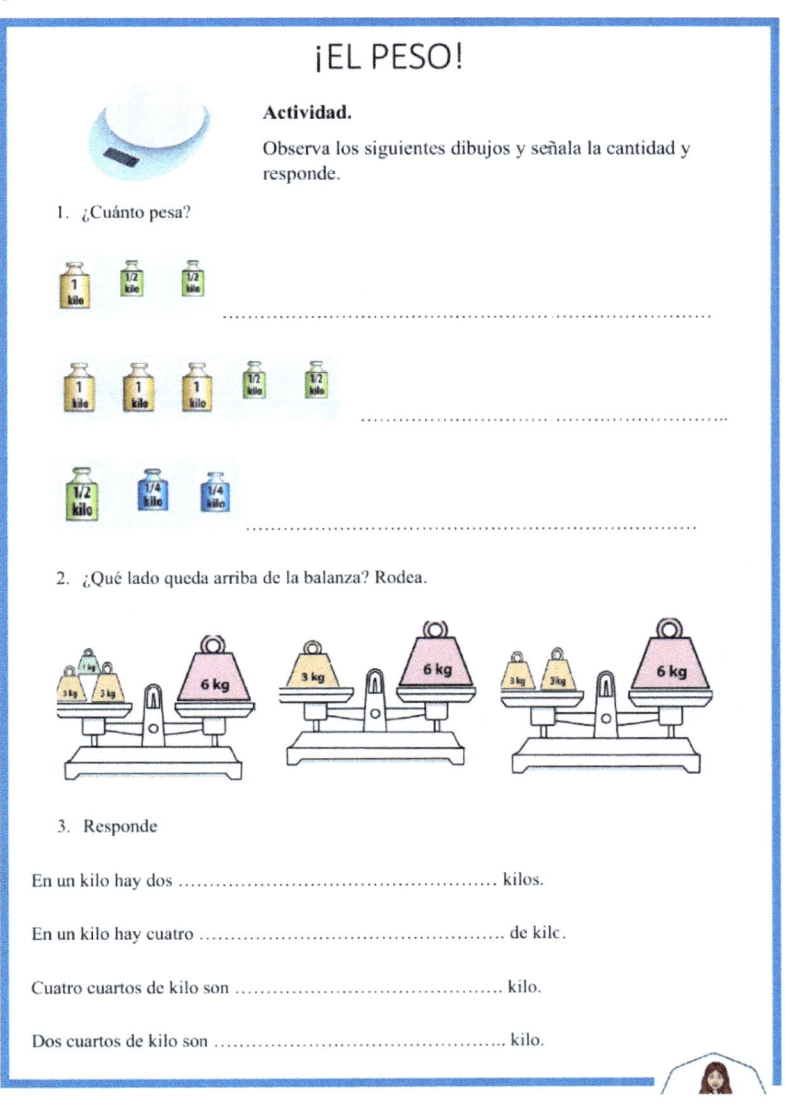

¡EL PESO!

Actividad.

Observa los siguientes dibujos y señala la cantidad y responde.

1. ¿Cuánto pesa?

....

....

....

2. ¿Qué lado queda arriba de la balanza? Rodea.

3. Responde

En un kilo hay dos .... kilos.

En un kilo hay cuatro .... de kilo.

Cuatro cuartos de kilo son .... kilo.

Dos cuartos de kilo son .... kilo.

Ejercicio 2

Escribe los números en los huecos para equilibrar la balanza.

1.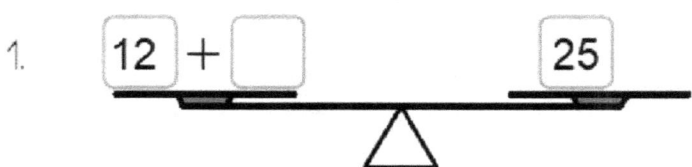
$12 +$ [ ] 25

2.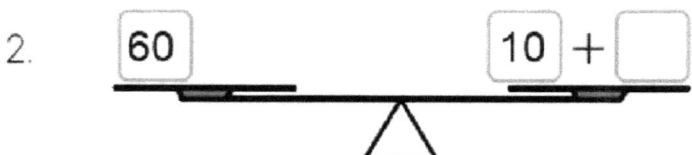
60 $10 +$ [ ]

3.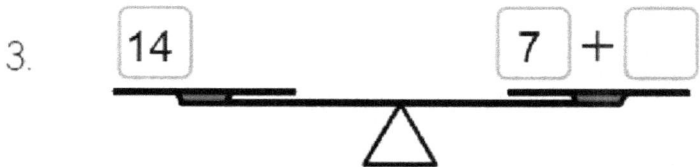
14 $7 +$ [ ]

4.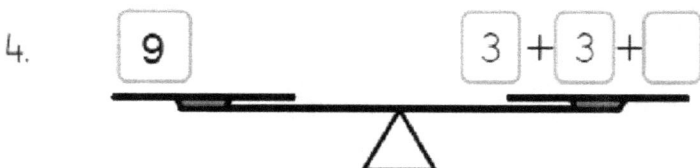
9 $3 + 3 +$ [ ]

5.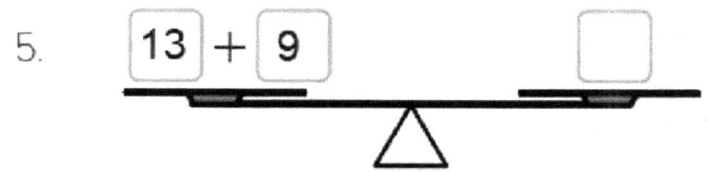
$13 + 9$ [ ]

Recuerde

LAS MEDIDAS DE PESO

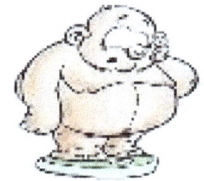

1 Kilogramo se escribe: **Kg**

1 Kg (Un Kilogramo) = **1,000 g** (mil gramos)
Un Kilo o Kilogramo es igual a mil gramos

- Para medir pesos mayores, como a las personas, se debe utilizar normalmente el Kilogramo.

NOTA: Las medidas del sistema métrico decimal g, mg, Kg, etc., son las que se usan como referencia en todo el mundo.

MEDIDAS DE LONGITUD

¿Qué es una medida de longitud?

La longitud determina la distancia que hay entre dos puntos, o dicho de otra manera, longitud es la cantidad de espacio que hay entre dos puntos. Por ejemplo, la distancia que hay entre mi casa y el trabajo, o la distancia de un extremo de la mesa al otro

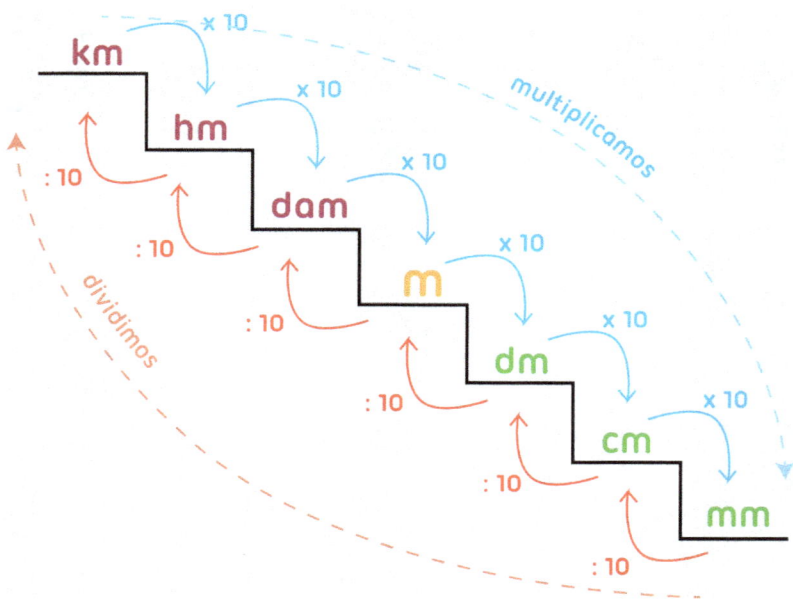

Ejercicio 1

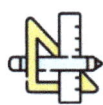

MEDIDA:
Unidades de longitud

1 Completa la tabla con las unidades de medida. Mueve las casillas correspondientes. Algunas sobran... ¡Atento!:

g	km	mm	dal	dm	dam	cm

x10 x10 x10

LONGITUD		hm		m			

:10 :10 :10

2 Pasa las longitudes a la unidad indicada:

a) 100 km=   hm   d) 900 dm=   dam

b) 3 hm=   mm   e) 75 mm=   m

c) 73,4m=   cm   f) 4 hm=   km

3. Para a metros todas las longitudes:

a) 4 km y 3 hm →   + 300 m = 4300 m

b) 2 hm y 5 m →   200 m   +   =   m

c) 70 dm y 200 cm →   +   =   m

d) 3 dam y 3000mm →   +   =   m

Ejercicio 2

1 -Escribe qué unidad de medida usarías:

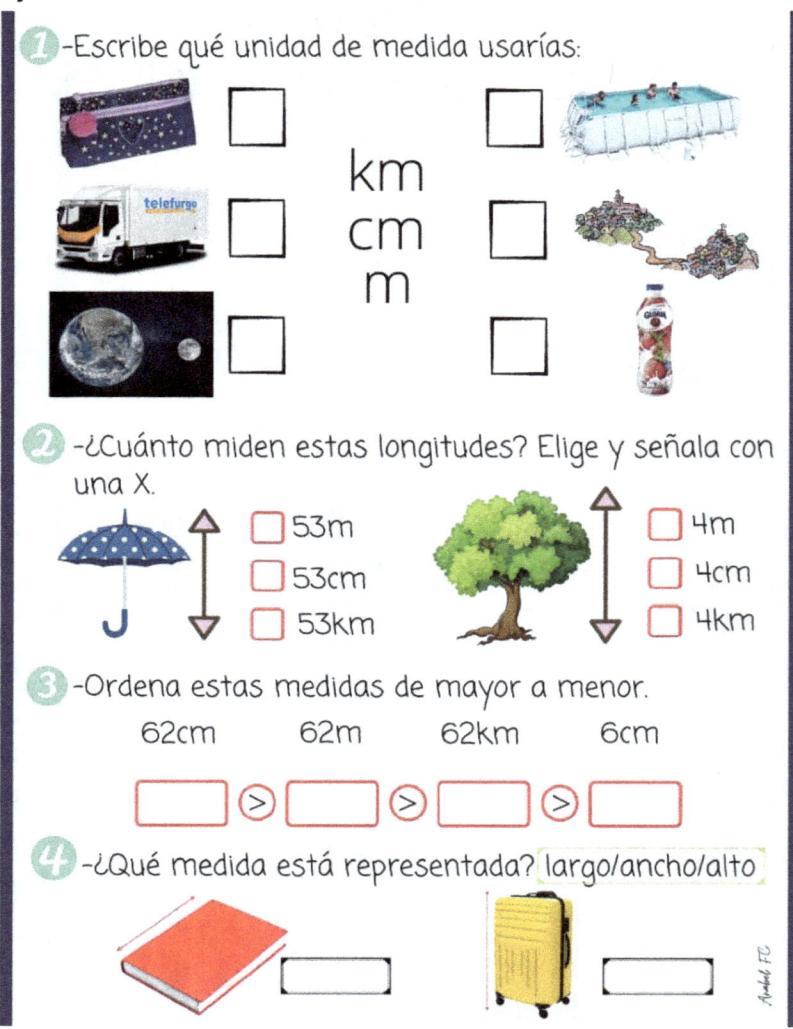

km
cm
m

2 -¿Cuánto miden estas longitudes? Elige y señala con una X.

- ☐ 53m
- ☐ 53cm
- ☐ 53km

- ☐ 4m
- ☐ 4cm
- ☐ 4km

3 -Ordena estas medidas de mayor a menor.

62cm   62m   62km   6cm

☐ > ☐ > ☐ > ☐

4 -¿Qué medida está representada? largo/ancho/alto

MEDIDAS PARA LÍQUIDOS

¿Qué medidas de capacidad utilizamos para medir líquidos?

Para medir el volumen de un objeto se utilizan las medidas de capacidad. La medida más utilizada es el litro (l). Hay unidades de medida menores que el litro, que se utilizan para medir el volumen de objetos pequeños (un pequeño frasco, una jeringuilla, la capacidad de una lata de refresco, etc

MEDIDAS DE CAPACIDAD: La unidad es el LITRO		
Nombres	**Abreviaturas**	**Equivalencia a LITROS**
Mirialitro	*Ml y también Mal*	*10000 litros*
Kilolitro	*Kl*	*1000 litros*
Hectolitro	*Hl*	*100 litros*
Decalitro	*Dl y también Dal*	*10 litros*
LITRO	*L*	*1 litro*
Decilitro	*dl*	*0,1 litros*
Centilitro	*cl*	*0,01 litros*
Mililitro	*ml*	*0,001 litros*

AulaFacil.com

Representacion 1

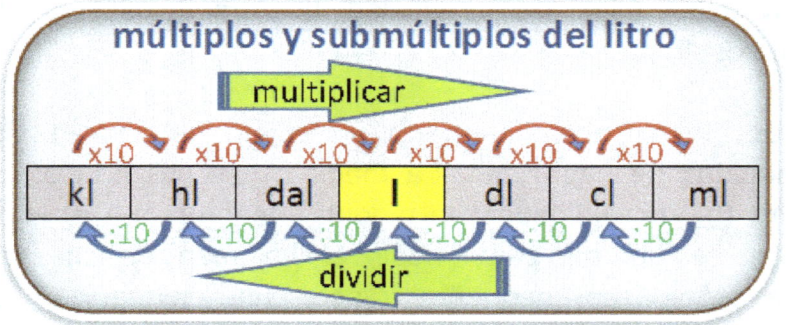

Representacion 2

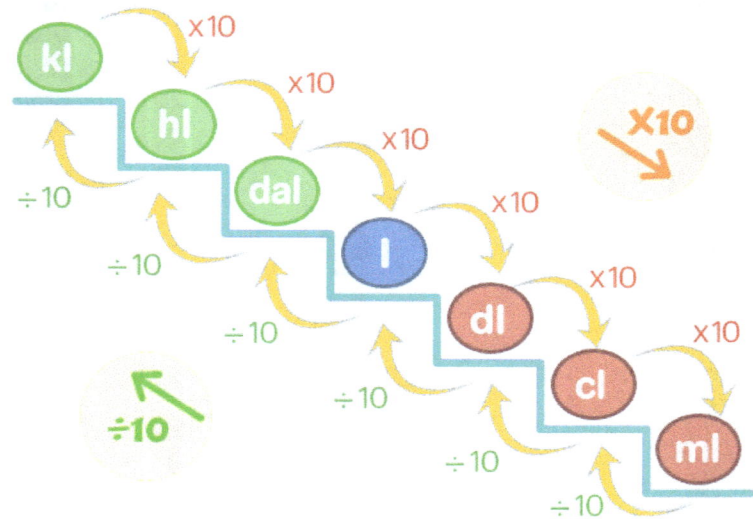

Unidades

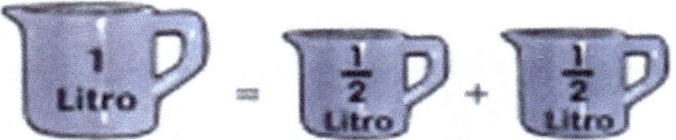

1 LITRO = 2 MEDIOS LITROS (TAMBIÉN SON 4 VASOS)

1 LITRO = 2 MEDIOS LITROS (SON 4 VASOS)

Medidas de capacidad, para líquidos

Son medidas para líquidos como agua, leche, suero oral, jarabe, inyecciones, etc.
Los líquidos toman la forma del recipiente donde lo pongamos.
Las unidades de capacidad de uso internacional son el litro y el mililitro.
En el sistema internacional se escribe mL con L mayúscula y se recomienda no seguir usando la medida cc.

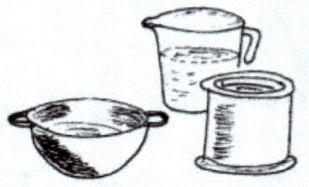

El **litro** se escribe **l o L**
El mililitro se escribe **mL** (¡SÍ con L mayúscula!)

1 L (Un litro) = **1,000 mL** (mil mililitros).
Un litro es igual a mil mililitros.

1 mL = 1 centímetro cúbico o cm³ (cc.)
1 L = 1,000 cm³ o cc.

*Ejemplo: 1 suero fisiológico de 1000 mL ó 1 L.
Una solución salina de 500 mL ó 1/2 L*

Las jeringas para las inyecciones están marcadas en mililitros
y son de varios tamaños, de 1 mL, de 5 mL, de 10 mL, etc.

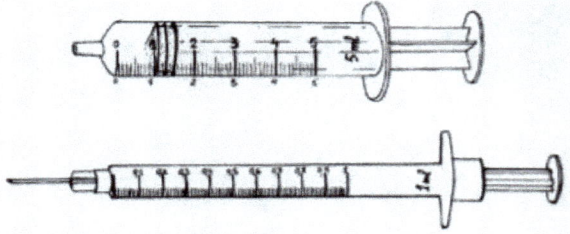

Esta jeringa es de 1 mL y se usa para administrar pequeñas cantidades de medicamentos.
Ejemplo: ADRENALINA, INSULINA, BCG
Nota: La jeringa de insulina es de un mL pero viene marcada por unidades.

Algunos medicamentos, como los jarabes, muchas veces se recetan por *cucharaditas*
o *cucharadas*, pero es mejor usar los mL y jeringas sin aguja.

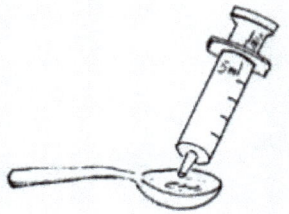

1 cucharadita significa 5 mL.
1 cucharada significa 15 mL, 3 veces más.

¡OJO! Estas medidas son muy imprecisas.
Dependen del tamaño de la cuchara o de la
cucharita. Podemos averiguar el contenido
de la cucharita y cuchara que usamos
llenándolas con el líquido de una jeringa.

Otras medidas

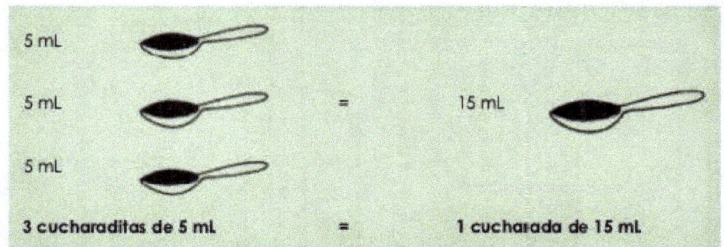

5 mL		
5 mL	=	15 mL
5 mL		
3 cucharaditas de 5 mL	**=**	**1 cucharada de 15 mL**

Otras medidas que se usan para medir líquidos son:

Las gotas, el tamaño de la gota depende del agujero de salida del gotero.

En general:

> **20 gotas ≈ 1 mL** [1]

Nota: Para los sueros, se calcula la cantidad de líquido que debe pasar a la vena en un tiempo determinado. La cantidad en mL que pasan en 1 hora es igual al número de microgotas que pasan en 1 minuto.

> **1 gota ≈ 3 microgotas**

Puede variar dependiendo del fabricante, por eso debemos fijarnos siempre en la etiqueta, qué es lo que dice.

Ejemplo:
Pasar 400 mL de solución salina en 4 horas.
En una hora tienen que pasar 100 mL,
esto quiere decir que pondremos el gotero
a 100 microgotas por minuto
o a 33 gotas por minuto.

Las onzas,

> **1 onza ≈ 30 mL**

El galón,

> **1 galón ≈ 3.8 litros.**

1 litro es un poco menos que 1/4 de galón.

Nota: el signo ≈ significa "aproximadamente", por ejemplo 1 galón mide exactamente 3,785 litros o sea aproximadamente 3,8 litros. Una onza (líquido) mide exactamente 29.6 mL o sea aproximadamente 30 mL

Embases graduados

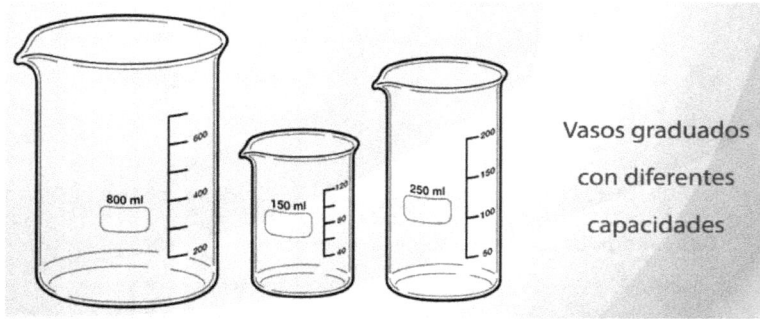

Vasos graduados
con diferentes
capacidades

Embases graduados

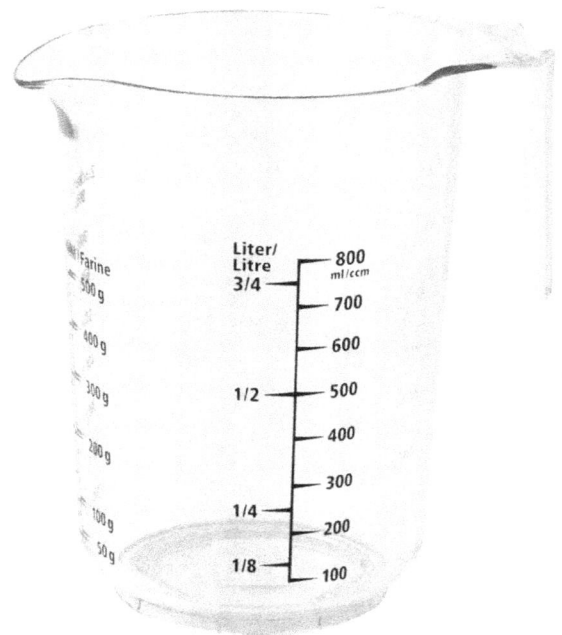

Equivalencia

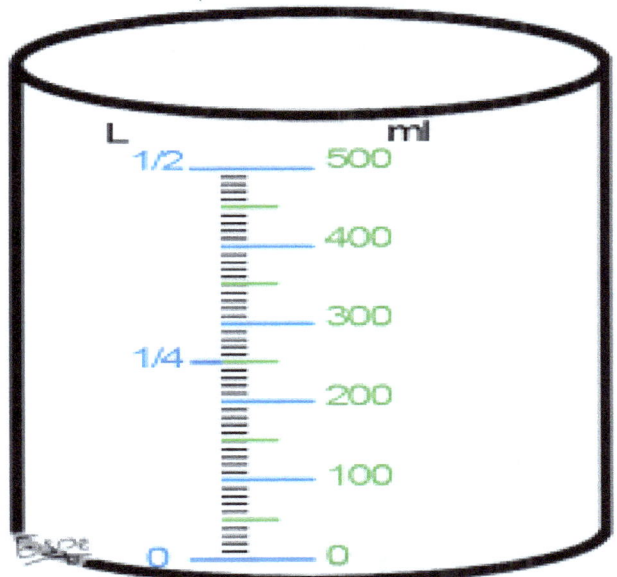

Equivalencia

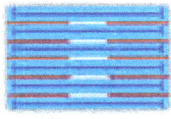

Piscina olímpica
2.500 kilolitros

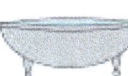

Tina de baño
2,8 hectolitros

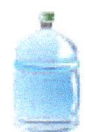

Bidón de agua
2 decalitros

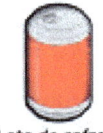

Lata de refresco
3,55 decilitros

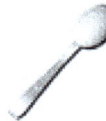

Cucharada
1,5 centilitros

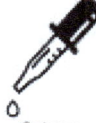

Gotero
1 mililitro

Medidas caseras

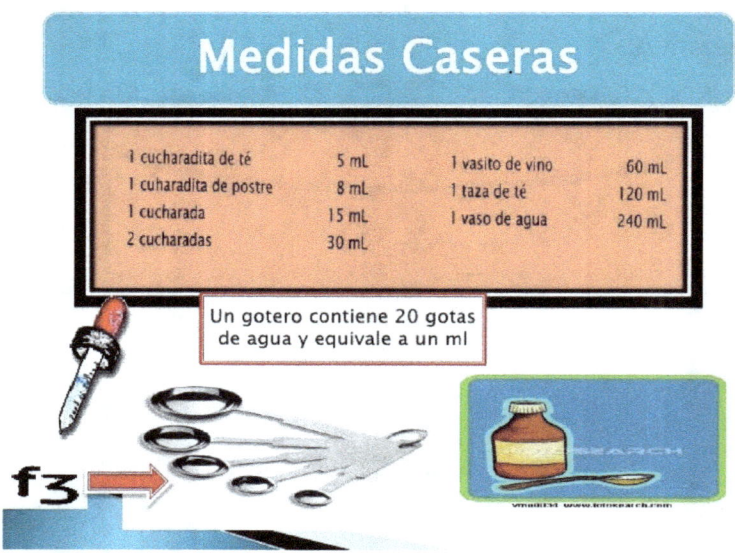

Medidas Caseras

1 cucharadita de té	5 mL	1 vasito de vino	60 mL
1 cuharadita de postre	8 mL	1 taza de té	120 mL
1 cucharada	15 mL	1 vaso de agua	240 mL
2 cucharadas	30 mL		

Un gotero contiene 20 gotas de agua y equivale a un ml

Otras medidas

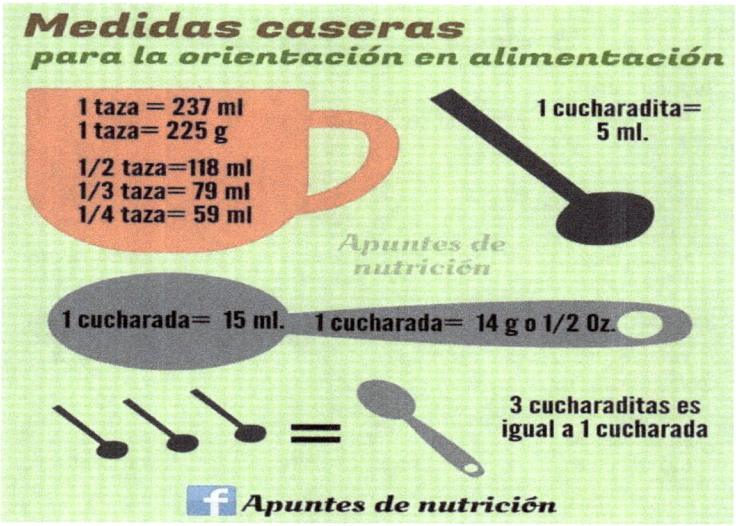

Medidas caseras
para la orientación en alimentación

1 taza = 237 ml
1 taza= 225 g

1/2 taza=118 ml
1/3 taza= 79 ml
1/4 taza= 59 ml

1 cucharadita=
5 ml.

Apuntes de nutrición

1 cucharada= 15 ml.   1 cucharada= 14 g o 1/2 Oz.

3 cucharaditas es igual a 1 cucharada

f *Apuntes de nutrición*

Medidas caseras

 Instituto de Nutrición y Salud Kellogg's

Con tus utensilios y recipientes de cocina puedes medir las porciones de los alimentos. Mide aquí tus vasos, cucharadas y cucharaditas para saber que son de la medida correcta.

Utiliza las equivalencias para estandarizar tus preparaciones.

1 taza	½ taza	1/3 de taza	¼ de taza
16	8	5	4
	24	16	12

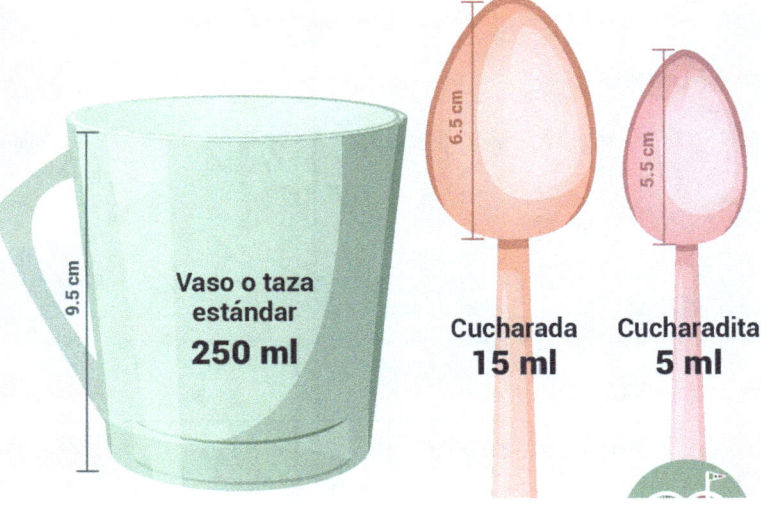

Vaso o taza estándar
250 ml
9.5 cm

Cucharada
15 ml
6.5 cm

Cucharadita
5 ml
5.5 cm

Tabla 4. Conversión de unidades en líquidos

- 1 ml = 1 cc
- 2,5 ml = media cucharadita
- 5 ml = 1 cuharadita
- 15 ml = 1 cucharada
- 3 cucharaditas = 1 cucharada

	Unidad	Abreviatura		Unidad	Abreviatura
Peso	1 kilogramo	1 kg	=	1000 gramos	1000 g
	1 gramo	1 g	=	1000 miligramos	1000 mg
	1 miligramo	1 mg	=	1000 microgramos	1000 µg / mcg
Volumen	1 litro	1 l	=	1000 mililitros	1000 ml
	1 litro	1 l	=	1000 centímetros cúbicos	1000 cc /cm³
	1 mililitro	1 ml	=	1 centímetro cúbico	1 cc / cm³
	1 mililitro	1 ml	=	1000 microlitros	1000 µl
Doméstico	1 cucharada café		=	2,5 mililitros	2,5 ml
	1 cucharada postre		=	5 mililitros	5 ml
	1 cucharada sopera		=	10-15 mililitros	10-15 ml
	1 gota		=	0,05 mililitros	0,05 ml
	1 gota		=	3 microgotas	3 µgotas
	20 gotas		=	1 mililitro	1 ml
	60 microgotas	60 µgotas	=	1 mililitro	1 ml

Fórmulas comunes y equivalentes

Equivalentes comunes

Volumen	Peso
1 cm³............................1 mL	1 mg.........................1000 [[µ]]g
1 cdta............................5 mL	1 g...........................1000 mg
1 cda............................15 mL	1 Kg.........................1 000 g
1 oz............................30 mL	1 grano.........................60 mg
1 taza............................240 mL	1/150 de grano...................0.4 mg
1 pinta............................473 mL	1 lb.........................0.454 Kg
1 cuarto (de galón).....946 mL	1 L.........................1 Kg
1 litro............................960 oz	1 oz.........................28 g

Fórmulas de conversión del sistema inglés al métrico

	Inglés	Métrico
Peso	lb = kg × 2.2	kg = lb × 0.45 **o bien** (lb ÷ 2) − 10%
Temperatura	°F = (°C × 1.8) + 32	°C = (°F − 32) ÷ 1.8
Volumen	oz a mL = oz × 30	mL a oz = mL ÷ 30
Longitud	pulg = cm × 0.394	cm = pulg × 2.54

CAPÍTULO 7
MIDIENDO LA TEMPERATURA

¿Qué es la temperatura?

La temperatura es una magnitud referida a las nociones comunes de calor o frío, por lo general un objeto más "caliente" tendrá una temperatura mayor. La temperatura es una magnitud referida a las nociones comunes de calor o frío, por lo general un objeto más "caliente" tendrá una temperatura mayor.

La temperatura es una magnitud física que refleja la cantidad de calor, ya sea de un cuerpo, de un objeto o del ambiente. Dicha magnitud está vinculada a la noción de frío (menor temperatura) y caliente (mayor temperatura).

¿Cuáles son las escalas de temperatura que existen?
La escala Celsius, la más utilizada, es centígrada: 100 divisiones separan el punto de congelación del punto de ebullición del agua. En la escala Fahrenheit de los anglosajones, estos dos puntos están separados por 180 grados. La escala de Kelvin es una escala absoluta utilizada en ciencias.

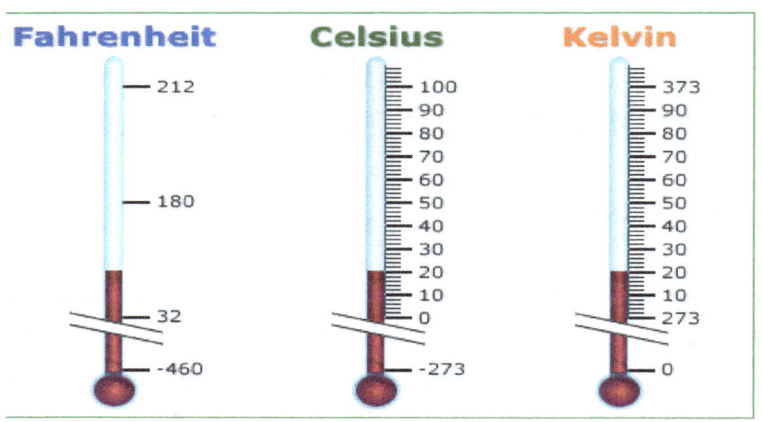

Divisiones

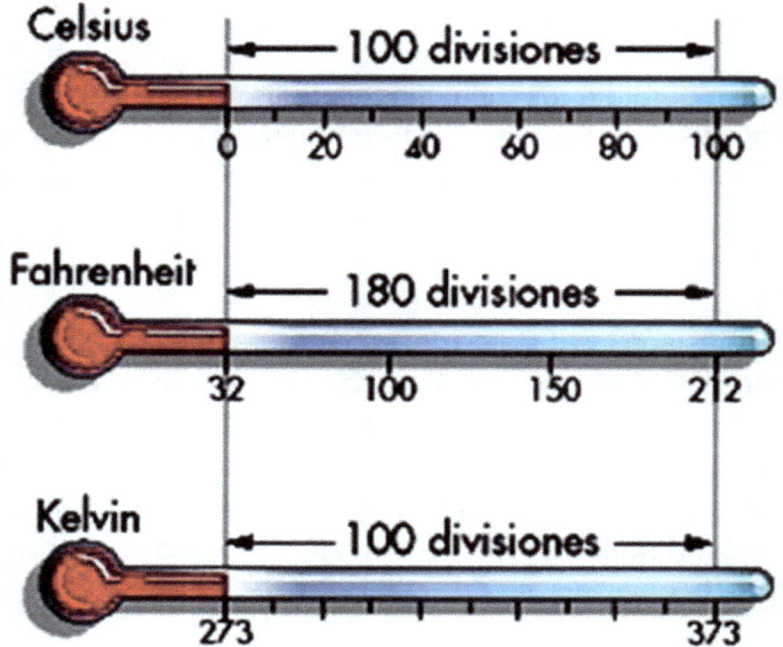

Cálculo de temperatura

Medidas de Temperatura.

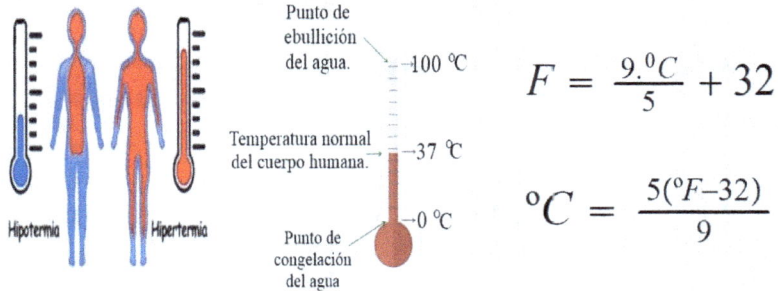

$$F = \frac{9.^{0}C}{5} + 32$$

$$^{\circ}C = \frac{5(^{\circ}F-32)}{9}$$

De Kelvin a Celsius	De Kelvin a Fahrenheit
$C = K - 273.15$	$F = \dfrac{9(K - 273.15)}{5} + 32$
De Fahrenheit a Celsius	**De Fahrerheit a Kelvin**
$C = \dfrac{5(F - 32)}{9}$	$K = \dfrac{5(F - 32)}{9} + 273.15$
De Celsius a Kelvin	**De Celsius a Fahrenheit**
$K = C + 273.15$	$F = \dfrac{9C}{5} + 32$

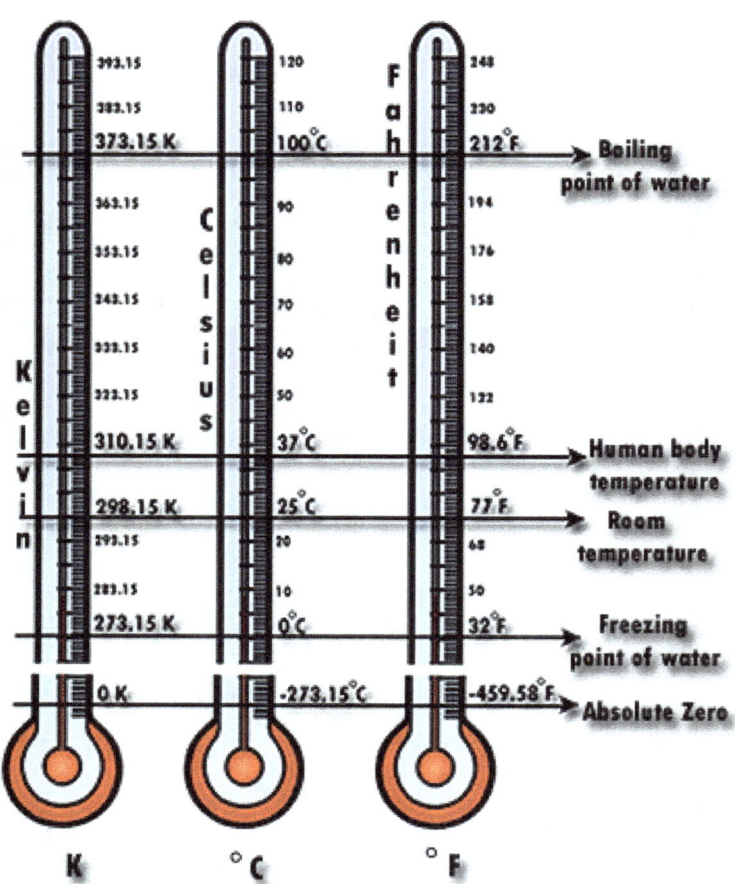

Ejercicio 1 de F a C

$$°F = \frac{9}{5}°C + 32$$

$$°F = \frac{9}{5}(224) + 32$$

$$= \frac{9 \times 224}{5} + 32$$

$$=$$

Convertir 224 grados Celcius a Farenheit

Ejercicio 2 de C a F

Convertir -452 Farenheit a Celcius

$$°C = \frac{5}{9}(°F - 32)$$

$$= \frac{5}{9}(-452 - 32)$$

$$= \frac{5}{9}(-484) = \frac{5 \times -484}{9}$$

Temperatura corporal
Escala térmica

Hipotermia muy profunda	Inferior a los 17°c
Hipotermia profunda	entre 17°C a 28°C
Hipotermia ligera	entre 28°C a 35°c
Temperatura normal	entre 36°C a 37°CAx 37.5°C a 37.8°C Rec
Febrícula	entre 37.4°C a 37.9°C
Fiebre moderada	entre 38°C a 38.9°C
Fiebre alta	entre 39°C a 39.9°C
Fiebre muy alta	entre 40°C a 41.5°C
Hiperpirexia	>41.5°C

Por grupos de edad

yoamoenfermeriablog.com

Recién nacido	entre 36.1°C a 37.7°C
Lactante	entre 37.2°C a 37.8°C
Niños de 2 a 8 años	entre 37°C a 37.5°C
De los 8 a los 15 años	entre 36.5°C a 37°C
Adultos	entre 36.2°Ca 37.2°C
Vejez	< 36°C

CAPÍTULO 8
OTROS CALCULOS

Índice de masa corporal

El índice de masa corporal es una razón matemática que asocia la masa y la talla de un individuo, ideada por el estadístico belga Adolphe Quetelet, por lo que también se conoce como índice de Quetelet.

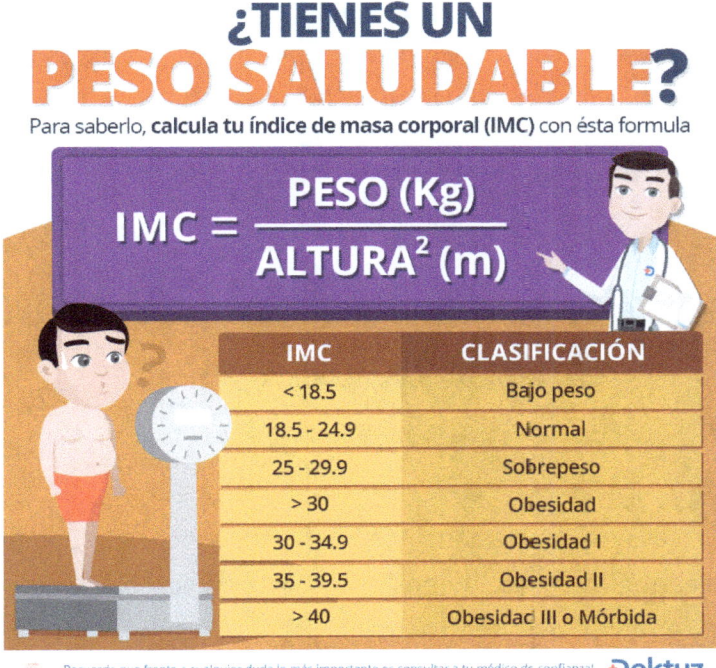

¿TIENES UN
PESO SALUDABLE?
Para saberlo, calcula tu índice de masa corporal (IMC) con ésta formula

$$IMC = \frac{PESO\ (Kg)}{ALTURA^2\ (m)}$$

IMC	CLASIFICACIÓN
< 18.5	Bajo peso
18.5 - 24.9	Normal
25 - 29.9	Sobrepeso
> 30	Obesidad
30 - 34.9	Obesidad I
35 - 39.5	Obesidad II
> 40	Obesidad III o Mórbida

¡Recuerda que frente a cualquier duda lo más importante es consultar a tu médico de confianza! Doktuz

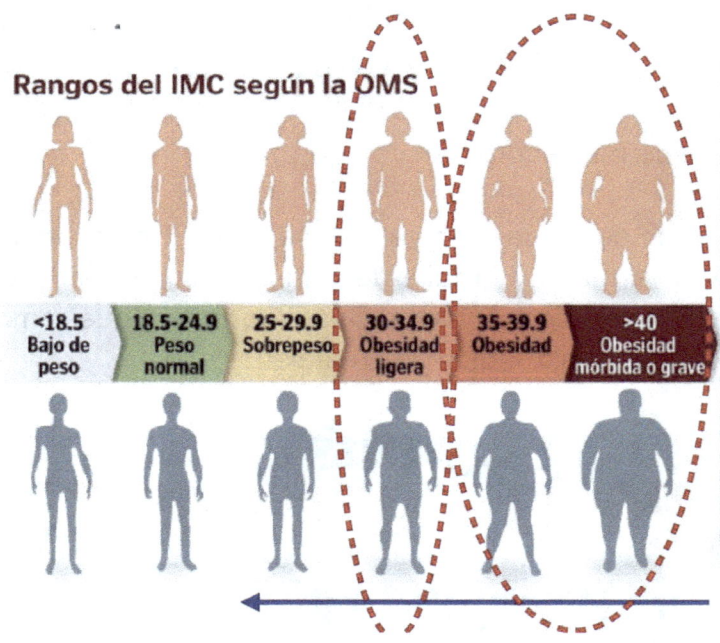

Rangos del IMC según la OMS

| <18.5 Bajo de peso | 18.5-24.9 Peso normal | 25-29.9 Sobrepeso | 30-34.9 Obesidad ligera | 35-39.9 Obesidad | >40 Obesidad mórbida o grave |

CALCULO DE ADMINISTRACION DE ENFERMERIA

Cálculo de personal de enfermería

- El cálculo de personal de enfermería es una operación matemática cuyo propósito es determinar el número de enfermeras que se requieren, para dotar a un servicio de salud específico de los recursos humanos indispensables para su funcionamiento

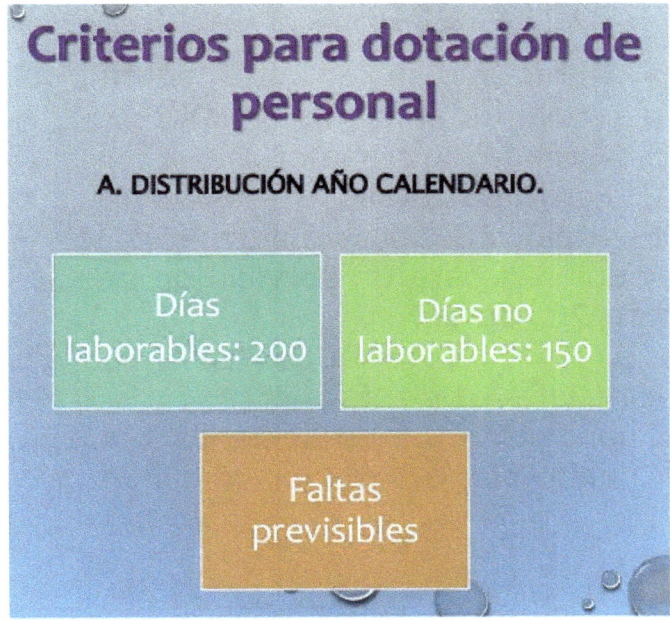

Criterios para dotación de personal

A. DISTRIBUCIÓN AÑO CALENDARIO.

Días laborables: 200

Días no laborables: 150

Faltas previsibles

1. Calcular las horas necesarias para la atención de enfermería requeridas.

▸ FORMULA: X = C (I)

DONDE :

▸ x = horas requeridas
▸ C = numero de camas
▸ I = indicador establecido
▸ EJEMPLO:

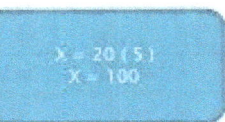

X = 20 (5)
X = 100

¿Cuántas horas de atención de enfermería se requiere para un servicio de pediatría con 20 camas?

HORAS POR JORNADAS

- A. Horas que se requieren cubrir con personal de enfermería (H).
- B .Jornada de trabajo (J).
- C. Formula: X=H/J
- Ejemplo: ¿Cuántas enfermeras se requieren para un servicio de pediatría con 20 camas?

$$X=100/8= 12.5$$

Respuesta= 13 enfermeras.

- Cuando son 0.5 en adelante se eleva.
- Cuando son 0.5 menor se elimina.

INTERPRETACIÓN DEL PORCENTAJE DE OCUPACIÓN DE CAMAS

PORCENTAJE DE OCUPACIÓN CALCULADO CON LAS CAMAS OPERATIVAS

NUMERO DE CAMAS QUE DE CADA 100 OPERATIVAS, FUERON OCUPADAS

85%

INTERPRETACIÓN: DE CADA 100 CAMAS OPERATIVAS SE OCUPARON 85.

Días de hospitalización:

Se refiere al número total de días de hospitalización de todos los departamentos los cuales se deben programar por separado para el periodo de actividades que se informa.

Programación de los días de hospitalización

Días de hospitalización − Egresos x Promedio de estancia

Días de hospitalización − 33.6 x 10 − 336 dís hospita

Porcentaje de ocupación:

Representa la relación entre paciente − día (días de hospitalización) y días − cama durante el periodo de actividades que se informa. Se calcula en base a los días − cama de dotación. Este debe ser calculado por departamento y en forma global.
El % de ocupación se estableció en el 85.0% para el hospital y los departamentos

Indicadores de utilización del Recurso Cama

INDICADOR	VALOR	INTERPRETACIÓN (*)
Promedio Diario de Camas Ocupadas	10,84 Camas	Diariamente se ocuparon en promedio 10.84 camas.
Porcentaje de Ocupación	85.0%	De cada 100 camas operativas, se ocuparon 85.0%
Promedio de Estancia	10 Dias	Cada paciente duró en promedio 10 dias hospitalizado.
Intervalo de Sustitución	1,76 Dias	Cada cama permaneció desocupada 1,76 dias entre la salida de un paciente y la entrada del otro.
Índice de Rendimiento	2,24 Pacientes	Por cada cama pasaron 2,24 pacientes. O también: Cada cama movilizó 2,24 pacientes en ese mes.

(*) En cada interpretación, debe mencionarse el periodo que se está evaluando.

Tipo de paciente	Horas necesarias de Enfermería por día
Prematuros	5
Pediátricos	4
Medicina y Geriatría	37
Ginecología y Obstetricia	3
Traumatología	3
Urgencias	8
Terapia intensiva	10

1. Cálculo de personal de enfermería por servicio en 24 horas

FESI

Fórmula	Datos	Valor
I (C) / J = P	I= índice enfermera paciente C= Número de camas J= Jornada laboral diaria de trabajo expresada en horas P= Personal de enfermería para 24 horas	I = Aplicar índice según servicio J= Utilizar constante de 6

Ejercicio 1

Calcular el personal de enfermería necesario en el servicio de Medicina Interna con 24 camas en un hospital de 2° nivel para 24 horas

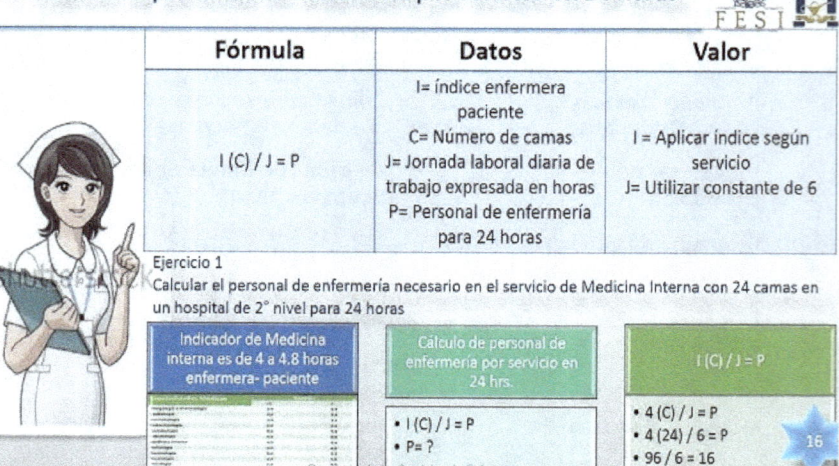

Indicador de Medicina interna es de 4 a 4.8 horas enfermera- paciente

Cálculo de personal de enfermería por servicio en 24 hrs.

- I (C) / J = P
- P= ?

Gerencia de los Servicios de Enfermería. Presentación: Gabriela López Martínez

I (C) / J = P

- 4 (C) / J = P
- 4 (24) / 6 = P
- 96 / 6 = 16
- P= 16

16

Promedio de Estancia:

Es el tiempo promedio que los pacientes permanecen en el hospital. Esta debe calcularse por departamentos y en forma global. Este se calcula de la siguiente manera.

$$\text{Promedio de Estancia} = \frac{\text{Días de Hospitalización}}{\text{Egresos}}$$

$$\text{Promedio de Estancia} = \frac{336}{33,6} = 10 \text{ días}$$

Índice de renovación o rendimiento :

Revela el número de pacientes que utilizaran las camas de hospitalización durante el periodo que se informa. Este debe calcularse para cada departamento y en forma global

$$\text{Índice de renovación} = \frac{\text{Egresos}}{\text{N° de camas}}$$

$$\text{Índice de renovación} = \frac{33,6}{15.} = 2,24$$

O sea que por cada cama de medicina deberán pasar 2,24 pacientes en el mes

AUSENTISMO

Calculo de ausentismo previsible de personal por servicio en 24 hrs

Formula	Datos	Valor
P (D) = B	P = Personal de enfermería para 24 horas D = Porcentaje de ausentismo previsible B = Número de enfermeras por ausentismo previsible	D = 0.41 equivalente a 41% de días que incluye: descansos, vacaciones, festivos y económicos

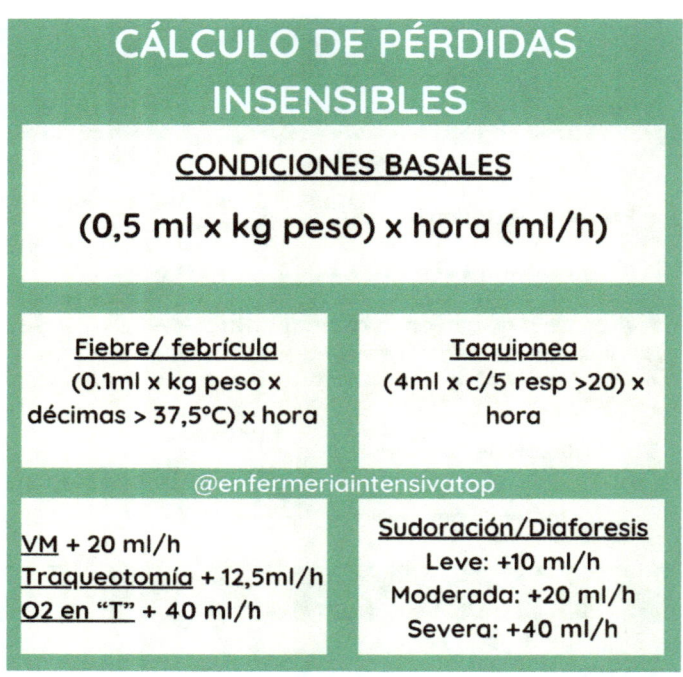

CÁLCULO DE PÉRDIDAS INSENSIBLES

CONDICIONES BASALES

(0,5 ml x kg peso) x hora (ml/h)

Fiebre/ febrícula (0.1ml x kg peso x décimas > 37,5°C) x hora	**Taquipnea** (4ml x c/5 resp >20) x hora

@enfermeriaintensivatop

VM + 20 ml/h **Traqueotomía** + 12,5ml/h **O2 en "T"** + 40 ml/h	**Sudoración/Diaforesis** Leve: +10 ml/h Moderada: +20 ml/h Severa: +40 ml/h

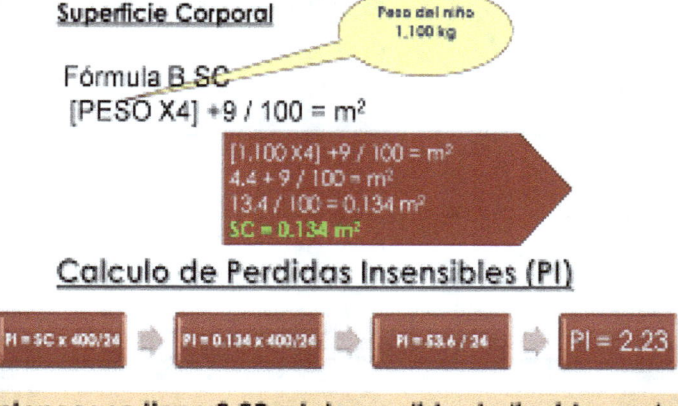

Superficie Corporal

Peso del niño
1,100 kg

Fórmula B SC
[PESO X4] +9 / 100 = m²

[1,100 X4] +9 / 100 = m²
4.4 + 9 / 100 = m²
13.4 / 100 = 0.134 m²
SC = 0.134 m²

Calculo de Perdidas Insensibles (PI)

PI = SC x 400/24 ➡ PI = 0.134 x 400/24 ➡ PI = 53.6 / 24 ➡ PI = 2.23

Entonces se tiene 2,23 ml de perdida de liquido por hora

Regla de los 9

También llamada de Wallace, mediante esta se considera que las distintas regiones anatómicas corporales representan un 9% cada una o un múltiplo de 9 % de la superficie corporal total.

Cabeza y cuello	9%
Tronco anterior	18%
Tronco posterior	18%
Extremidad superior	9%
Extremidad inferior	18%
Área genital	1%

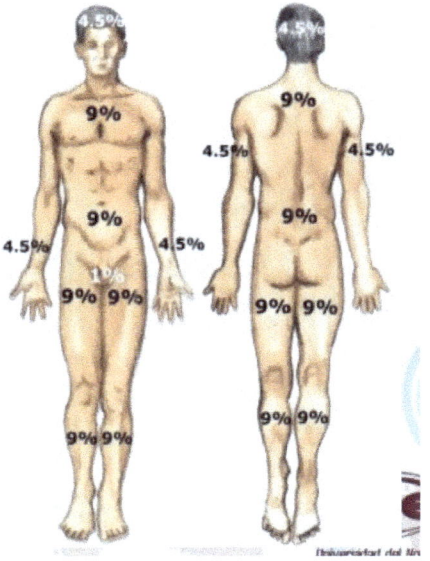

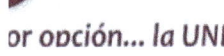

or opción... la UNE

TASA DE MORTALIDAD INFANTIL

$$TMI = \frac{\text{\# Muertes provocadas en un} < \text{de1 año en un } \textit{área geográfica y tiempo}}{\text{\# de nacidos vivos y producidos en la misma } \textit{área geográfica y tiempo}} \times 1000$$

Tasas de mortalidad

Tasa específica por edad

Defunciones en un año
en un grupo de edad

$$\text{Tasa de Mortalidad} = \frac{\text{defunciones}}{\text{población a riesgo}} \times 10^{n} \text{ y año}$$

Población del grupo de edad

ANEXOS

Ángulos de punción

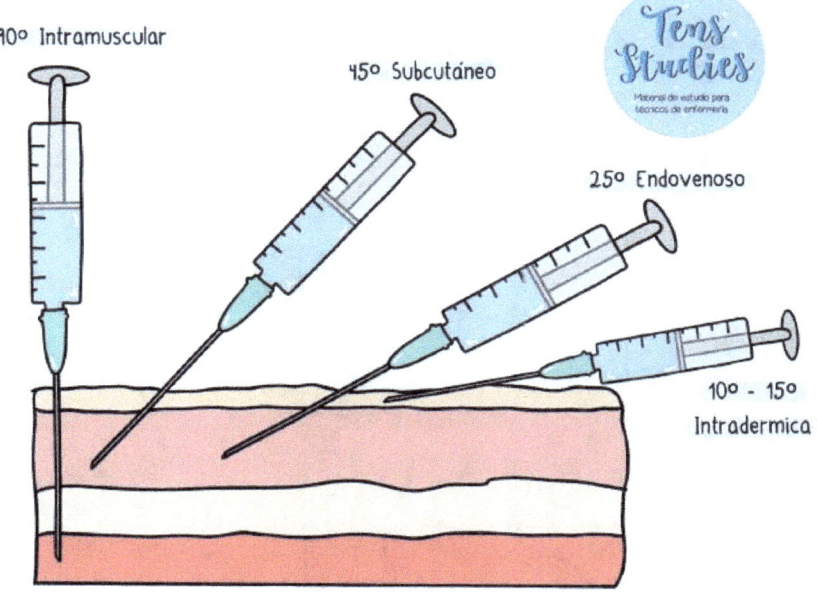

90° Intramuscular

45° Subcutáneo

Tens Studies
Material de estudio para técnicos de enfermería

25° Endovenoso

10° - 15°
Intradermica

Inyección Intramuscular
(Zona de punción)

Permite administrar mayor volumen de líquidos que en otras vías, además de su rápida acción farmacológica

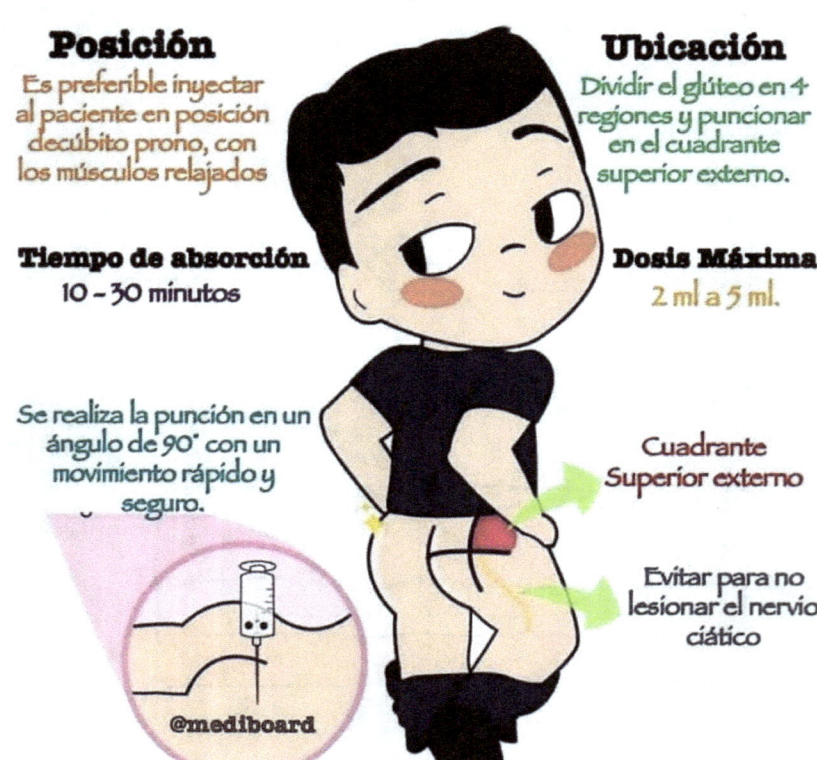

Posición

Es preferible inyectar al paciente en posición decúbito prono, con los músculos relajados

Tiempo de absorción

10 - 30 minutos

Se realiza la punción en un ángulo de 90° con un movimiento rápido y seguro.

@mediboard

Ubicación

Dividir el glúteo en 4 regiones y puncionar en el cuadrante superior externo.

Dosis Máxima

2 ml a 5 ml.

Cuadrante Superior externo

Evitar para no lesionar el nervio ciático

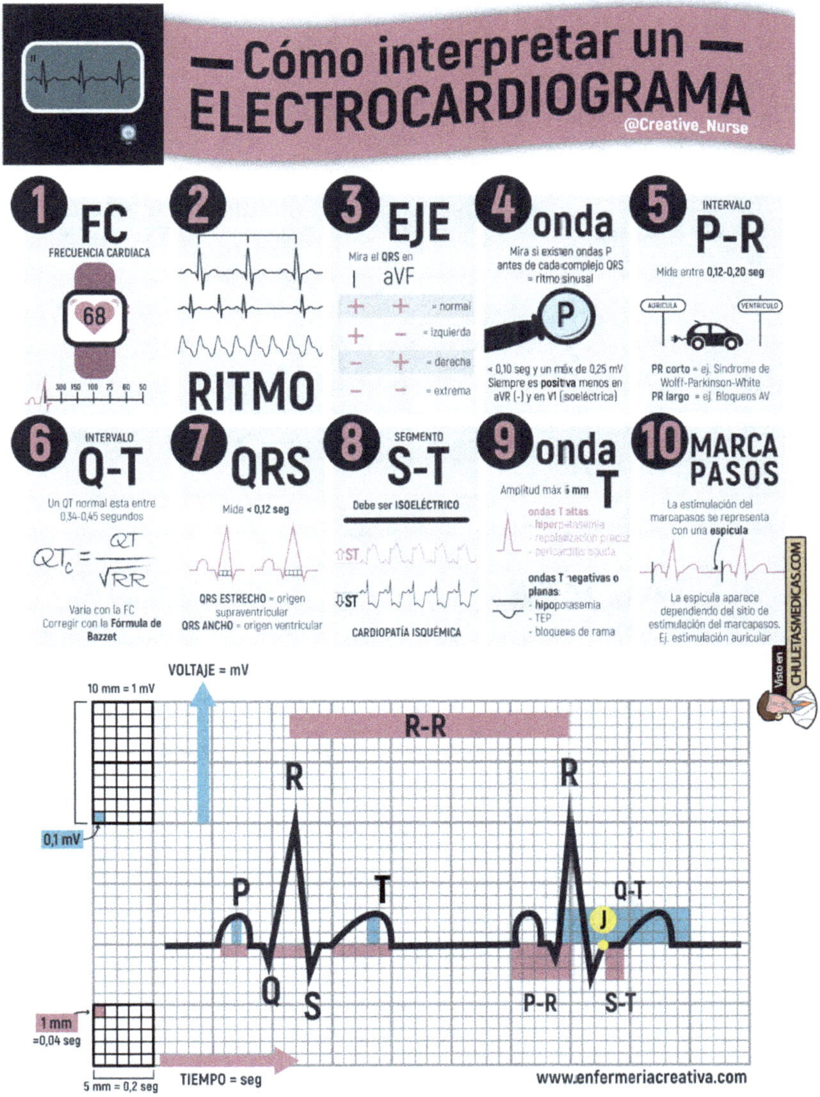

—Cómo interpretar un —
ELECTROCARDIOGRAMA
@Creative_Nurse

1 FC
FRECUENCIA CARDIACA

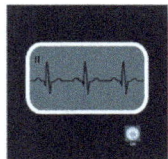
68

300 150 100 75 60 50

2 RITMO

3 EJE
Mira el QRS en

	aVF
+	+	= normal
+	−	= izquierda
−	+	= derecha
−	−	= extrema

4 onda
Mira si existen ondas P
antes de cada complejo QRS
= ritmo sinusal

P

< 0,10 seg y un máx de 0,25 mV
Siempre es **positiva** menos en
aVR (-) y en V1 (isoeléctrica)

5 INTERVALO P-R
Mide entre **0,12-0,20 seg**

AURÍCULA   VENTRÍCULO

PR corto = ej. Síndrome de
Wolff-Parkinson-White
PR largo = ej. Bloqueos AV

6 INTERVALO Q-T
Un QT normal esta entre
0,34-0,45 segundos

$$QT_c = \frac{QT}{\sqrt{RR}}$$

Varia con la FC
Corregir con la **Fórmula de
Bazzet**

7 QRS
Mide < **0,12 seg**

QRS ESTRECHO = origen
supraventricular
QRS ANCHO = origen ventricular

8 SEGMENTO S-T
Debe ser **ISOELÉCTRICO**

↑ST
↓ST

CARDIOPATÍA ISQUÉMICA

9 onda T
Amplitud máx 5 mm

ondas T altas
- hiperpotasemia
- repolarización precoz
- pericarditis aguda

**ondas T negativas o
planas**
- hipopotasemia
- TEP
- bloqueos de rama

10 MARCA PASOS
La estimulación del
marcapasos se representa
con una **espícula**

La espícula aparece
dependiendo del sitio de
estimulación del marcapasos.
Ej. estimulación auricular

VOLTAJE = mV
10 mm = 1 mV
0,1 mV

R-R

P   R   T   R   Q-T   J
Q   S   P-R   S-T

1 mm
=0,04 seg
5 mm = 0,2 seg   TIEMPO = seg

www.enfermeriacreativa.com

SISTEMÁTICA DE UN ECG

ECG: RÍTMICO, EN SINUSAL, A UNOS **75 LPM**; PR NORMAL, QRS ESTRECHO, SIN ALTERACIONES DE LA REPOLARIZACIÓN; EJE A 60°

1° ¿ES RÍTMICO?
SERÁ RÍTMICO SI HAY LA MISMA DISTANCIA ENTRE COMPLEJOS QRS

2° ¿ES UN RITMO SINUSAL?
SERÁ SINUSAL SIEMPRE QUE ENCONTREMOS UNA ONDA P (↓) ANTES DE CADA COMPLEJO QRS

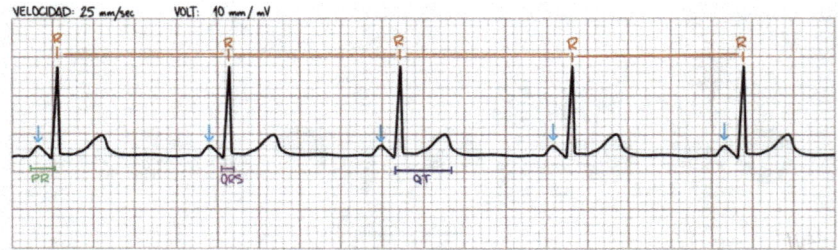

VELOCIDAD: 25 mm/seg   VOLT: 10 mm/mV

3° FRECUENCIA CARDIACA
SE PUEDE CALCULAR DIVIDIENDO 300 ENTRE EL NÚMERO DE CUADRADOS DE 5x5 QUE HAY ENTRE CADA QRS

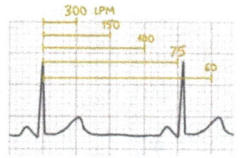

4° CONDUCCIÓN A-V
INTERVALO PR NORMAL: 0.12 - 0.20 seg.
(3-5 CUADRADITOS)

5° CONDUCCIÓN VENTRICULAR
COMPLEJO QRS NORMAL: ≤ 0.12 seg.
(<3 CUADRADITOS)

6° REPOLARIZACIÓN
EL TIEMPO DE REPOLARIZACIÓN VARÍA CON LA FRECUENCIA CARDIACA. POR TANTO, SE USA UNA CORRECCIÓN DEL INTERVALO QT.

$$QT_c = \frac{QT}{\sqrt{RR}}$$

NORMAL: <0.42 EN ♂
<0.43 EN ♀

7° EJE ELÉCTRICO

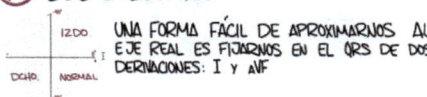

UNA FORMA FÁCIL DE APROXIMARNOS AL EJE REAL ES FIJARNOS EN EL QRS DE DOS DERIVACIONES: I y aVF

@DrJveofano

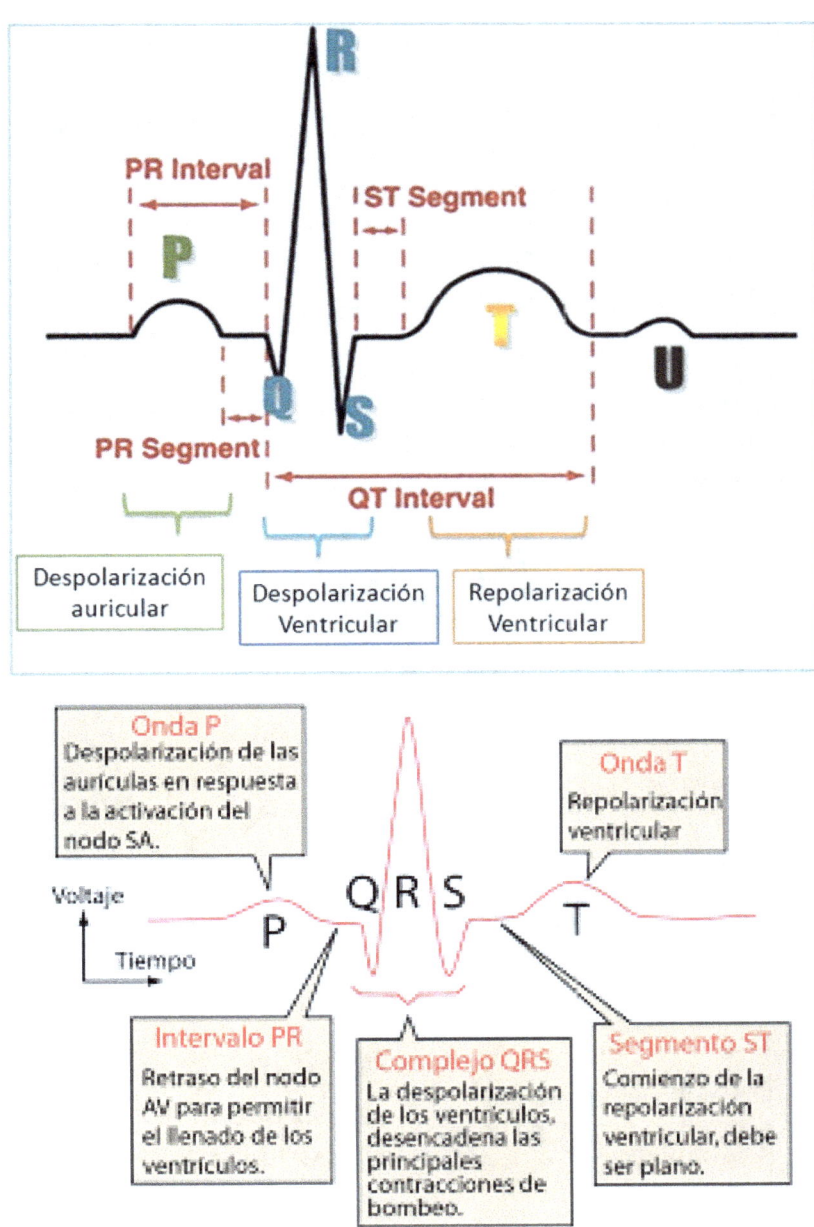

Electrocardiograma

Derivaciones Precordiales (horizontales):

- 🟠 **V1:** 4to espacio IC borde esternal derecho.
- 🟡 **V2:** 4to espacio IC borde esternal izquierdo.
- 🟢 **V3:** Entre V2 y V4 (5to IC a izq. del esternón.
- 🔵 **V4:** 5to espacio IC linea medioclavicular.
- 🟣 **V5:** 5to espacio IC linea axilar anterior.
- 🟠 **V6:** 5to espacio IC linea axilar media.

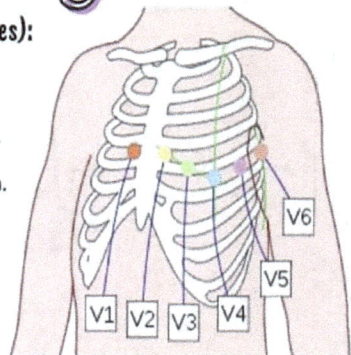

Ondas, segmentos e intervalos

Ondas: Despolarización o repolarización.

Segmentos: Espacio entre el final de una onda y el comienzo de otra.

Intervalos: Ondas + segmentos.

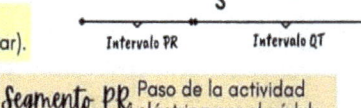

Onda P: Despolarización auricular (actividad eléctrica auricular).

Complejo QRS: Despolarización ventricular (actividad eléctrica ventricular).

Q: Contracción del septum.
R: Contracción v. izquierdo.
S: Contracción v. derecho.

Onda T: Repolarización ventricular.

Onda U: No frecuente, repolarización de las fibras de Purkinje.

Segmento PR: Paso de la actividad eléctrica por el nódulo.

Segmento ST: Pausa mientras ventrículos terminan de despolarizarse.

Intervalo PR: De la onda P al complejo QRS.
Intervalo QT: Desde la onda Q a la onda T.

Electrolitos Concentrados
(Medicamentos De Alto Riesgo)

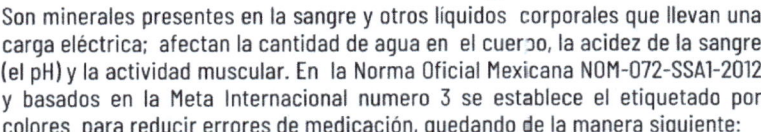

Son minerales presentes en la sangre y otros líquidos corporales que llevan una carga eléctrica; afectan la cantidad de agua en el cuerpo, la acidez de la sangre (el pH) y la actividad muscular. En la Norma Oficial Mexicana NOM-072-SSA1-2012 y basados en la Meta Internacional numero 3 se establece el etiquetado por colores para reducir errores de medicación, quedando de la manera siguiente:

Bicarbonato de sodio   Sol. Inyectable al 7.5% frasco 10 ml

• Indicaciones: Tratamiento de acidosis metabólica, reanimación cardio - pulmonar avanzada, hiperkalemia, intoxicación por antidepresivos tricíclicos (cardiotoxicidad) y en la alcalinización de la orina.
•Contraindicaciones: Hipersensibilidad al bicarbonato, alcalosis metabólica o alcalosis respiratoria, hipocalcemia y hipocloremia.

Sulfato de magnesio   Sol. Inyectable al 10 % frasco 10 ml

•Indicaciones: Hipomagnesemia sintomática, tratamiento de convulsiones asociadas a eclampsia o pre-eclampsia y arritmias
•Contraindicaciones: Hipersensibilidad al medicamento, bloqueo cardíaco, daño miocárdico, insuficiencia renal severa.

Gluconato de calcio   Sol. Inyectable al 10 % frasco 10 ml

•Indicaciones: Indicaciones: Hipocalcemia severa (tetania hipocalcémica, hipocalcemia del recién nacido) Hipermagnesemia sintomática por sobredosis de sulfato de magnesio
•Contraindicaciones: No administrar en caso de patología renal pacientes en tratamiento con digitálicos, o por vía IM o SC

Cloruro de Potasio   Sol. Inyectable al 14.9 % frasco 10 ml

• Indicaciones: Profilaxis y tratamiento de hipokalemia.
• Contraindicaciones: Hiperkalemia, bloqueo cardíaco severo o completo, insuficiencia renal, enfermedad de Addison no tratada.

Fosfato de Potasio   Sol. Inyectable al 15 % frasco 10 ml

• Indicaciones: alimentación parenteral para proporcionar fósforo y potasio.
• Contraindicaciones: insuf. suprarrenal; oliguria; anuria; hiperpotasemia postraumática; acidosis metabólica grave; hiperpotasemia; paro cardiaco;

Cloruro de Sodio   Sol. Inyectable al 17.7 % frasco 10 ml

• Indicaciones: Profilaxis y tratamiento de hiponatremia.
• Contraindicaciones: Hipernatremia.

CALCULANDO 140

Grupo de medicamento	Color de etiquetas de bombas de infusión y perfusión
Drogas vasoactivas/alto riesgo	Roja
Sedación y neurobloqueo	Verde
Hidrataciones	Azul
Antibióticos	Amarilla
Analgesia	Celeste
Nutrición parenteral	Naranja
Quimioterapia	Gris
Otros	Blanca

Fuente: elaboración propia.

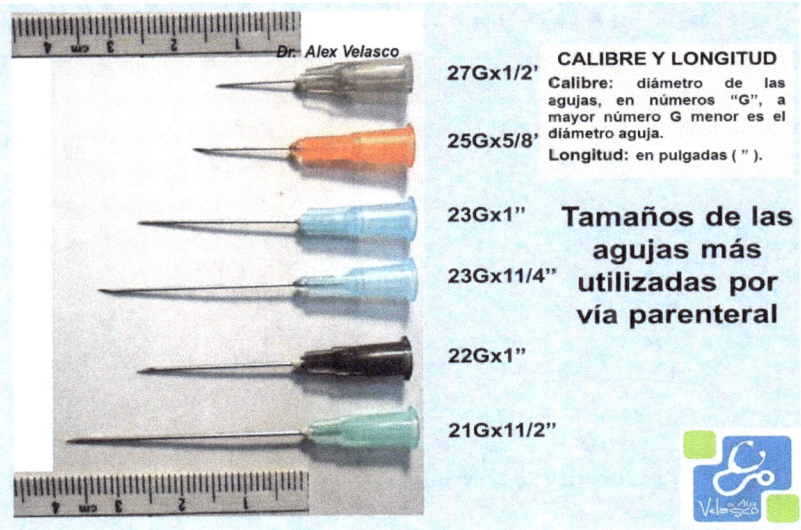

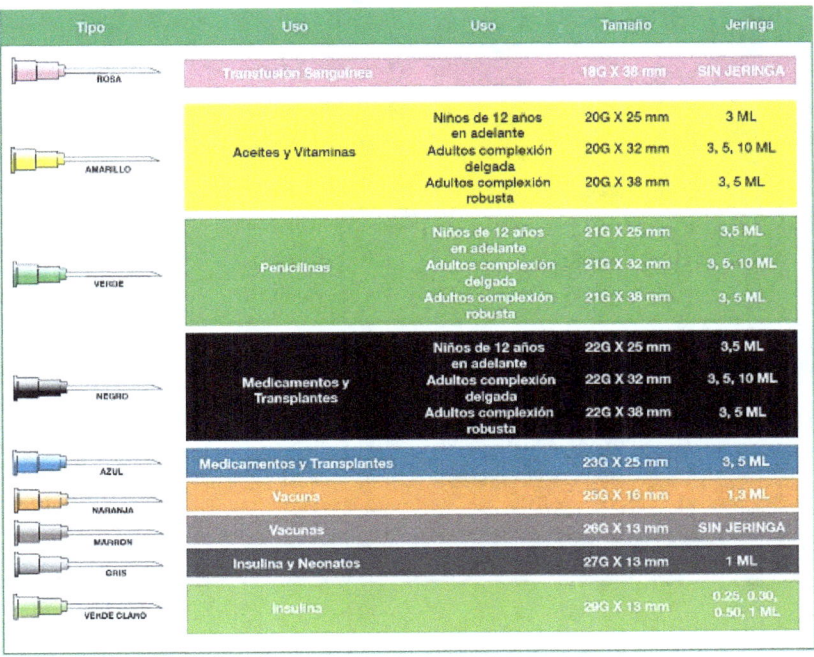

SIGNOS USUALES EN MATEMATICAS ELEMENTALES

+	Más	○	Círculo
—	Menos	⊙	Círculos
×	Multiplicado por	△	Triángulo
.	Multiplicado por	▲	Triángulos
:	Dividido por	▢	Cuadrado
±	Más o menos	▭	Rectángulo
∓	Menos o más	∠	Angulo
=	Igual a	≜	Angulos iguales
≡	Idéntico con	∟	Angulo recto
≠	No es igual a	⊥	Perpendicular a
~	Casi igual	‖	Paralelo
≈	Aproximadamente iguales	∦	No paralelo
<	Menor que	≎	Equivalente
>	Mayor que	≏	No equivalente
≦	Menor que o igual a	⌒	Arco
≤	Menor que o igual a	⌣	Arco
≧	Mayor que o igual a		Letras griegas más usadas:
≥	Mayor que o igual a	α	Alpha (Se pronuncia: alfa)
∴	Por tanto, por ser	β	Beta
∵	Porque	γ	Gamma
√	Raíz cuadrada	δ	Delta
∛	Raíz cúbica	ε	Epsilon
∜	Raíz cuarta	λ	Lambda
ⁿ√	Raíz enésima	μ	Mu
Σ	Suma de	π	Pi
÷	Progresión aritmética	ϱ	Rho
++	Progresión geométrica	φ	Phi (Se pronuncia: fi)
∞	Infinito	ψ	Psi
π	Pi = 3,1416	ω	Omega

ABREVIATURAS MÁS USADAS EN APLICACIÓN DE MEDICAMENTOS

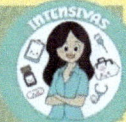

CLNa → Cloruro de Sodio

CLK → Cloruro de Potasio

AINE → Antinflamatorios no esteroideos

A.P → Acción prolongada

IM → Intramuscular

ID → Intradérmica

SC → Subcutánea

EV → Endovenosa

PRN → Por Requerimiento Necesario

STAT → Por única vez

MTN → Mañana, Tarde y Noche

IDEM → Continua con las mismas indicaciones

FiO2 → Fracción inspirada de Oxígeno

SNG → Sonda Nasogástrica

SF → Sonda Foley

CBN → Cánula Binasal

VM → Ventilador Mecánico

MBR → Mascara con Bolsa de Reservorio

MV → Mascara Venturi

E.C.G → Electrocardiograma

15 gotas por min → XV gts

10 microgotas por min → 10 mgt

Miligramos → mgr

Centímetros cúbicos → cc

Ampollas → amp.

Capsula → Cap.

Comprimido → Com.

Gotas → Gts.

Tableta → Tabl.

Inhalación → inh.

Nebulización → Neb.

Jarabe → Jbe.

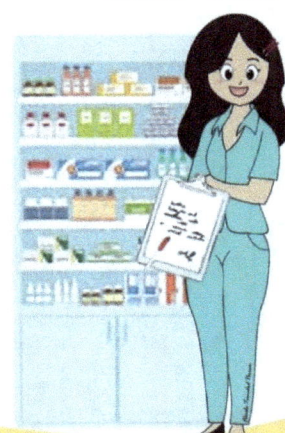

PREFIJOS Y SUFIJOS MÁS USADOS EN ENFERMERÍA

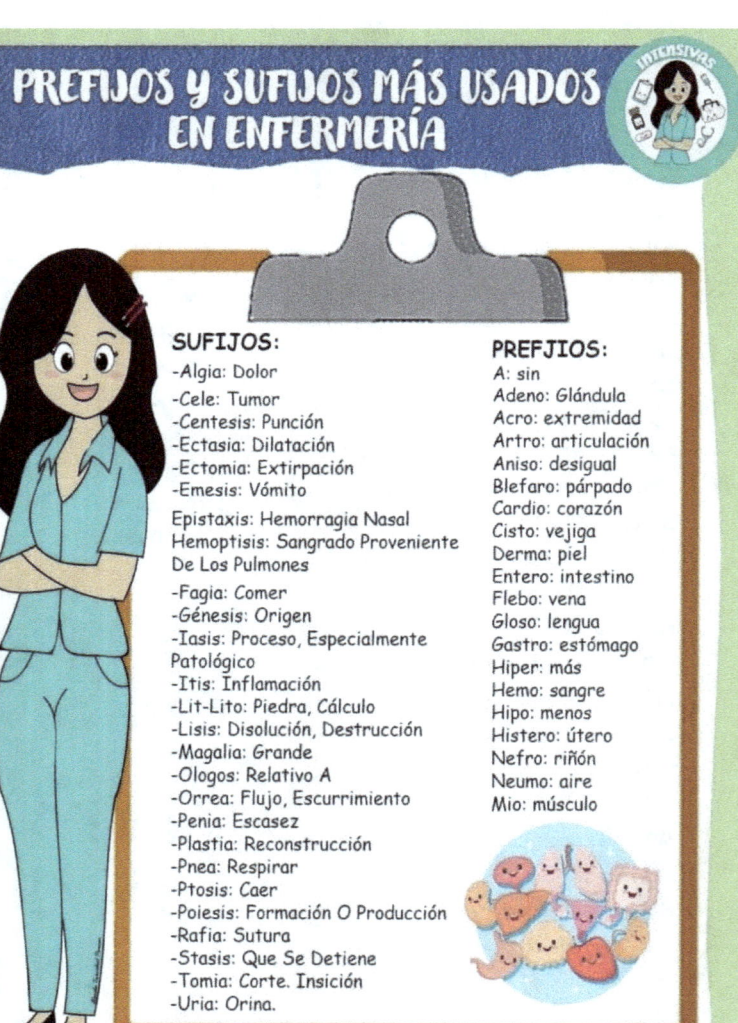

SUFIJOS:

- -Algia: Dolor
- -Cele: Tumor
- -Centesis: Punción
- -Ectasia: Dilatación
- -Ectomia: Extirpación
- -Emesis: Vómito

Epistaxis: Hemorragia Nasal
Hemoptisis: Sangrado Proveniente De Los Pulmones

- -Fagia: Comer
- -Génesis: Origen
- -Iasis: Proceso, Especialmente Patológico
- -Itis: Inflamación
- -Lit-Lito: Piedra, Cálculo
- -Lisis: Disolución, Destrucción
- -Magalia: Grande
- -Ologos: Relativo A
- -Orrea: Flujo, Escurrimiento
- -Penia: Escasez
- -Plastia: Reconstrucción
- -Pnea: Respirar
- -Ptosis: Caer
- -Poiesis: Formación O Producción
- -Rafia: Sutura
- -Stasis: Que Se Detiene
- -Tomia: Corte. Insición
- -Uria: Orina.

PREFJIOS:

- A: sin
- Adeno: Glándula
- Acro: extremidad
- Artro: articulación
- Aniso: desigual
- Blefaro: párpado
- Cardio: corazón
- Cisto: vejiga
- Derma: piel
- Entero: intestino
- Flebo: vena
- Gloso: lengua
- Gastro: estómago
- Hiper: más
- Hemo: sangre
- Hipo: menos
- Histero: útero
- Nefro: riñón
- Neumo: aire
- Mio: músculo

Oxigenoterapia

Sistemas de alto flujo

El sistema de alto flujo es aquel en el cual el flujo total de gas que suministra el equipo es suficiente para proporcionar la totalidad del gas inspirado

Comúnmente conocida como "mascarillas Venturi", su nombre verdadero es máscaras de arrastre de aire.

@Aspirinadigital

✓ Sistema que permite la administración de una, concentración exacta de oxígeno

✓ Estas máscaras contienen válvulas de Venturi que utilizan el principio de Vernoulli

✓ proporcionando niveles de FiO2 entre 24-60%, con independencia del patrón ventilatorio del paciente

Indicaciones

Pacientes con enfermedad pulmonar crónica que hipoventilan cuando se exponen a altos valores de FIO2 también son candidatos, pacientes con altas y cambiantes demandas ventilatorias

FiO2	Litros/min
24%	4L/min
28%	6L/min
31%	8L/min
35%	10L/min
40%	12L/min
50%	15L/min

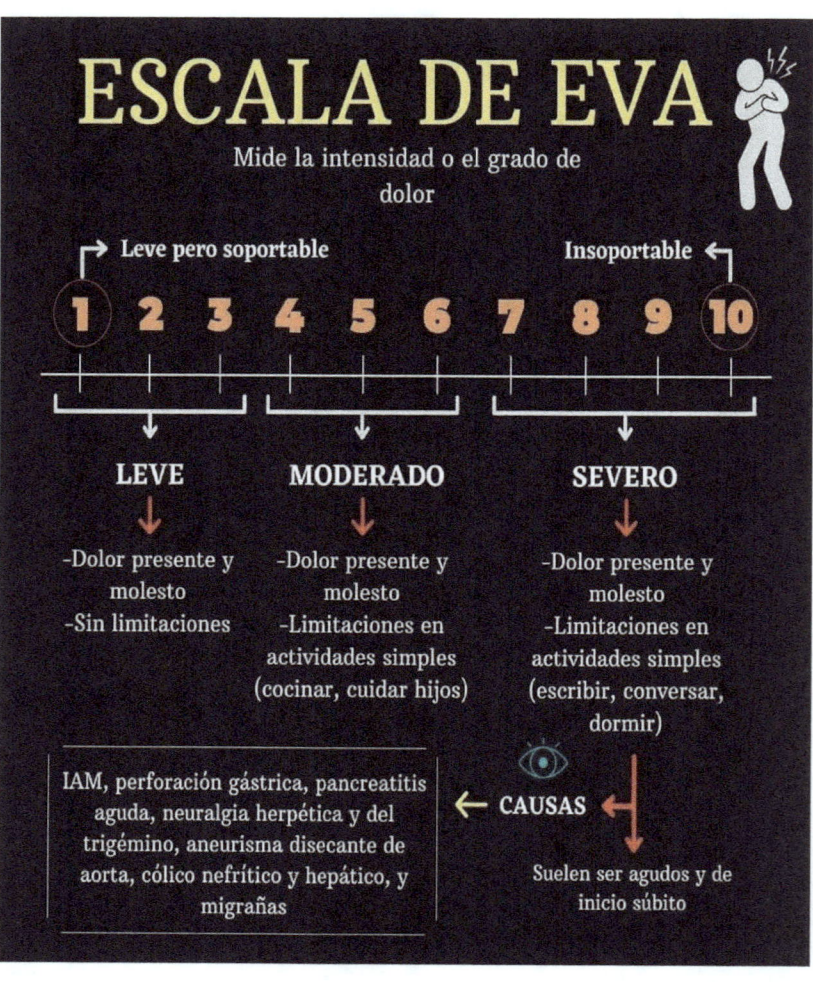

ESCALA DE EVA

Mide la intensidad o el grado de dolor

Leve pero soportable

Insoportable

1 2 3 4 5 6 7 8 9 10

LEVE

-Dolor presente y molesto
-Sin limitaciones

MODERADO

-Dolor presente y molesto
-Limitaciones en actividades simples (cocinar, cuidar hijos)

SEVERO

-Dolor presente y molesto
-Limitaciones en actividades simples (escribir, conversar, dormir)

IAM, perforación gástrica, pancreatitis aguda, neuralgia herpética y del trigémino, aneurisma disecante de aorta, cólico nefrítico y hepático, y migrañas

← CAUSAS ←

Suelen ser agudos y de inicio súbito

Oximetría de pulso

Interpretación

SpO2: ≥95%
Normal

SpO2: 91-94%
Hipoxia leve

SpO2: 85-90%
Hipoxia moderada

SpO2: <85%
Hipoxia severa

ELEVACIONES FALSAS	DISMINUCIONES FALSAS
✓Anemia ✓Alcalosis ✓Intoxicación por monóxido de carbono ✓Hipovolemia ✓Movimiento del paciente	✓Extremidades frías ✓Medicamentos vasoconstrictores ✓Uñas pintadas ✓Micosis ungueal ✓Movimiento del paciente ✓Circulación periférica deficiente ✓Enfermedad de Raynaud

La saturación de oxigeno en personas normales **disminuye** conforme aumenta el **nivel de altitud**

Oxigenoterapia

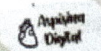

Elementos

Manómetro

Puede medir la presión a la que se encuentra el oxígeno dentro del cilindro, lo cual se indica mediante una aguja sobre una escala graduada

Flujómetro o caudalímetro

Es un dispositivo que normalmente se acopla al manorreductor y que permite controlar la cantidad de litros por minuto (flujo) que salen de la fuente de suministro de oxígeno.

Manorreductor

se regula la presión a la que sale el 02 del cilindro

Humidificador

recipiente al cual se le introduce agua destilada estéril hasta aproximadamente 2/3 de su capacidad.

Cilindro de presión

Son recipientes metálicos alargados de mayor o menor capacidad (balas y bombonas respectivamente

Central de oxígeno

Emplea en los hospitales, donde el gas se encuentra en un depósito central (tanque) que está localizado fuera de la edificación hospitalaria.

f @ @Aspirinadigital

Oxigenoterapia

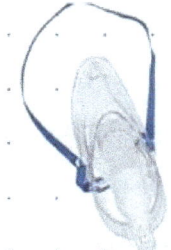

Sistemas de bajo flujo

El sistema de bajo flujo no proporciona la totalidad del gas inspirado y parte del volumen inspirado debe ser tomado del medio ambiente.

Mascarilla con reservorio

Este equipo es una simple mascarilla con la adición de una bolsa de depósito de 600 a 800 ml ubicado bajo el mentón del paciente

Flujos mayores de 10 a 15 L/min son necesarios para que la bolsa reservorio se mantenga llena constantemente y se garantice oxígeno al 100% durante la inspiración.

Gafas nasales

Corresponde al dispositivo de administración de O2 más comúnmente utilizado.

Consiste en un tubo de extremo ciego con dos "puntas nasales" que descansan en las narinas

Flujo de 1 a 6 L/min; la concentración de oxígeno es de 22 a 40%. Se debe limitar el flujo a través del sistema a menos de 5 L/min., no consiguen aumentar la FiO2

Mascarilla simple

Este dispositivo carece de válvulas y de reservorio, sólo dispone de unos agujeros laterales para permitir la salida del aire espirado al ambiente

Reinhalación de CO_2 si el flujo de oxigeno es menor de 5L/min. Flujos superiores 8L/min no aumentan la concentración del oxígeno inspirado; FiO2 máxima suministrada de 60%.

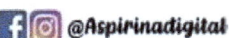

@Aspirinadigital

BIBLIOGRAFIA

Dosificación Farmacológica: Cálculo de dosis, https://www.salusplay.com/apuntes/apuntes-de-farmacolo gia/dosificacion-farmacologica-calculo-de-dosis/8

Cálculo de dosis, https://enfermeriacreativa.com/2018/03/22/calculo-de-do sis/#:~:text=Si%20necesitas%20primero%20las%20gota s,que%20ser%C3%ADan%2042%20ml%2Fh.

UNIANDES EPISTEME: Revista de Ciencia, Tecnología e Innovación. Suárez, G.J., Martínez, R., Suárez, R.R. Vol. (2). Núm. (2) 2015, Estrategias docentes en enfermería teórico prácticas para la regulación y cálculo de goteo en la hidratación endovenosa

Calculadoras clínicas para enfermería dentro de SalusOne,https://www.salusplay.com/blog/calculadoras-cl inicas-enfermeria/

https://www.salusplay.com/master-enfermeria-farmacolog ia

10 sencillos pasos para interpretar un Electrocardiograma, http://www.chuletasmedicas.com/sencillos-pasos-interpre tar-electrocardiograma/

OTRA OBRA DEL AUTOR

Florencia Nightingale

1820 - 1910

PIONERA DE LA ENFERMERIA MODERNA HUMANIZADA

Y

LOS PARADIGMAS DE LA ENFERMERIA

Correo de contacto: orlando961@hotmail.com

Esta obra se terminó de editar en Junio del 2022

www.ingramcontent.com/pod-product-compliance
Lightning Source LLC
Chambersburg PA
CBHW071717170526
45165CB00005B/2050